中央高校基本科研业务费专项资金资助项目
Fundamental Research Funds for the Central Universities

『互联网+』下的制度变迁

王文娟 任 鑫 著

本书以『互联网+』为研究背景，旨在探讨伴随『互联网+』而来的社会约束条件的变化，对人们的行为选择产生了怎样的影响，进而带来了怎样的制度变迁，又带来了怎样的发展新基础。

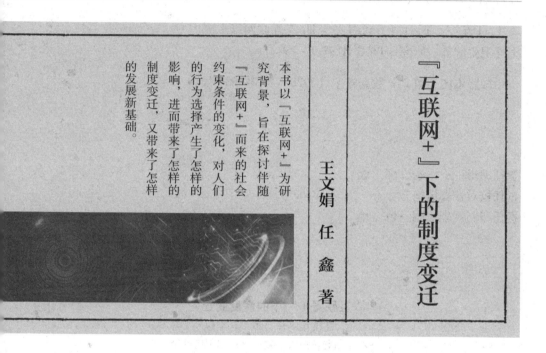

U0350296

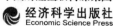

中国财经出版传媒集团

经济科学出版社

Economic Science Press

图书在版编目（CIP）数据

"互联网+"下的制度变迁/王文娟，任鑫著．—北京：
经济科学出版社，2020.3
ISBN 978 - 7 - 5218 - 1426 - 2

Ⅰ.①互… Ⅱ.①王…②任… Ⅲ.①互联网络 - 应用 -
医疗卫生服务 - 研究 Ⅳ.①R197.1 - 39

中国版本图书馆 CIP 数据核字（2020）第 047939 号

责任编辑：王 娟 郭 威
责任校对：郑淑艳
责任印制：李 鹏 范 艳

"互联网+"下的制度变迁
王文娟 任 鑫 著
经济科学出版社出版、发行 新华书店经销
社址：北京市海淀区阜成路甲 28 号 邮编：100142
总编部电话：010 - 88191217 发行部电话：010 - 88191522
网址：www.esp.com.cn
电子邮箱：esp@esp.com.cn
天猫网店：经济科学出版社旗舰店
网址：http://jjkxcbs.tmall.com
北京季蜂印刷有限公司印装
710×1000 16 开 11.25 印张 215000 字
2020 年 4 月第 1 版 2020 年 4 月第 1 次印刷
ISBN 978 - 7 - 5218 - 1426 - 2 定价：45.00 元
（图书出现印装问题，本社负责调换。电话：010 - 88191510）
（版权所有 侵权必究 打击盗版 举报热线：010 - 88191661
QQ：2242791300 营销中心电话：010 - 88191537
电子邮箱：dbts@esp.com.cn）

前　言

　　本书以"互联网＋"为研究背景，旨在探讨伴随"互联网＋"而来的社会约束条件的变化，对人们的行为选择产生了怎样的影响，进而带来了怎样的制度变迁，又带来了怎样的发展新基础。本书所呈现的，是对国家自然科学基金面上项目"基于交易费用理论的我国医药卫生体制协同改革模式研究"（71473284）的延伸研究，是对医疗服务供给面临的新的社会条件的一般化和进一步探索。相关的研究成果体现在《医改新出路——重新定义医疗服务市场》《互联网＋医疗》《医疗改革的新逻辑》《"健康中国"战略下医疗服务供给方式研究》等专著或论文中。

　　本书共分四个部分。第一部分为理论基础，包括第一章和第二章。第一章延续笔者在 2018 年出版的《互联网＋医疗》的研究内容，系统阐释了"互联网＋"的本质与特点。笔者认为，"互联网＋"的本质包含技术和制度两个层面：从技术层面来看，"互联网＋"提供创新基础；从制度层面来看，"互联网＋"降低交易成本。从供给侧来看，"互联网＋"呈现出"信任机制进化，边际成本下降""打破生产限制，提高生产能力""生产供给扩张，产品种类多元""创造系统收益，实现交叉补贴"等特点；而从需求侧来看，"互联网＋"呈现出"买卖合约向租赁合约转变""消费者与生产者角色模糊化""消费者需求日益多元"等特点。第二章在回顾制度变迁的研究视角及影响因素的基础上，提炼了"互联网＋"对制度的影响要素，包括"'互联网＋'思维的革命性""'互联网＋'的技术属性""'互联网＋'的资本引力""'互联网＋'的网络属性"等，并进一步总结了"互联网＋"下的制度变迁模式。

　　第二部分为案例分析，对正在发生的制度变迁进行综合分析，印证"互联网＋"下的制度变迁模式，内容包括第三章至第九章。第三章首先谈"互联网＋医疗"，选取"预约挂号"这一具体案例，描述了一个由于边际成本急剧下降导致的制度变迁模式。第四章研究"互联网＋交通"，选取网约车这一热点案例，描述了一个由于供给多样化导致的制度变迁模式。第五章研究"互联网＋教育"，选取两个案例，描述了一个由于生产专业化能力提高导致的制度变迁模式。第六章研究"互联网+乡村",选取"智慧农村"这一具体案例,描绘了一个由于巨大的系统收益导致的制度变迁模式。第七章研究"互联网+房地产",选取"互联网住房租赁"这一热点案例,描绘了一个由于合约形式转变导致的制度变迁模式。第八章研究"互联网+政务",选取"电子政务"这一具体案例,描绘了一个由于公众多样化需求导致的制度变迁模式。第九章研究"互联网+金融",选取"P2P网贷"这一具体案例,描述了一个由于消费者角色转化导致的制度变迁模式。

第三部分探讨"互联网+"带来的新问题,包括第十章至第十二章。第十章探讨了富足与稀缺的转化问题。笔者认为,"互联网+"带来的信息富足、"共享单车"富足,并不会改变经济学的研究范式,"稀缺"始终存在,只不过发生了转移,信息的富足带来了精力的稀缺,"共享单车"的富足带来了公共区域的稀缺。"互联网+"下的富足,仍然只是改变了发展的约束条件。在新的约束条件下,发展的思路需由"以物为本"向"以人为本"转变。第十一章探讨了共享与隐私的交替式扩张。笔者认为,"互联网+"虽然带来了"共享经济"的繁荣,但"共享"并不是"以人为本"的终极目标,反而是那些关乎"人之为人"的"隐私"更能引领人类社会的发展。当然,"互联网+"下的分工细分,客观上带来"共享"区域向"隐私"区域的扩张,而这种交替式上升,正是人类社会发展的方向。第十二章探讨了自由与监管的辩证关系。笔者认为,自由与监管的关系问题,也是有效市场与有为政府的关系问题。二者并不是对立关系,而是相互独立的关系。有效市场和有为政府同时存在,更充分的自由和更有效的监管同时存在,更能够促进经济社会的发展。

第四部分提出政策建议,内容为第十三章。笔者站在政府如何更有效地激发"互联网+"在制度变迁中的作用的角度,提出了三点建议:一是加强行业监管,保障网络安全;二是严格落实责任,完善信任机制;三是重视人文素养,强化社会效益。

本书可作为高等学校经济管理类专业学生的参考书目,也可作为企事业单位管理人员的补充读物。

目　　录

第三部分　新的问题

第四部分　政策建议

第一部分　理论基础

第一章

"互联网＋"的本质及其特点

第一节 "互联网＋"的含义

一、"互联网＋"的起源及概念

"互联网＋"最早可以追溯到 2012 年 11 月于扬在易观第五届移动互联网博览会的发言，易观国际董事长兼首席执行官于扬首次提出"互联网＋"的理念，他认为"互联网＋"公式应该是我们所在行业的产品和服务，在与我们未来看到的多屏全网跨平台用户场景结合之后产生的一种化学公式①。在这方面，360 公司董事长周鸿祎给出了一个形象的比喻：如果把氢气和氧气简单地混在一起，它们还是两种独立的气体，但是一旦它们产生了化学反应，就能变成水，就发生了本质的变化。他强调，"互联网＋"是一种化学反应，而不是传统行业与互联网的简单结合。相反，互联网用于重新设计所有行业以创建新的商业模式，例如带来电子商务的"互联网＋零售""互联网＋制造业"推动了工业 4.0 时代的到来……

中国工程院院士、中国互联网协会董事长邬贺铨指出，"互联网＋"是互联网功能增强和应用的拓展，是互联网化的新阶段②。其中，"互联网＋"的动力是云计算、大数据和新分工网络，三者分别是"互联网＋"的基础设施、新生产要素和分工体系。马化腾表示，"互联网＋"是指利用互联网的平台、信息通信技术把互联网和包括传统行业在内的各行各业结合起来，从而在新领域创造一种

---

① 毕倩倩：《"互联网＋"为报警行业添活力》，载于《中国安防》2015 年第 12 期。
② 胡乐乐：《论"互联网＋"给我国教育带来的机遇和挑战》，载于《现代教育技术》2015 年第 12 期。

新生态①。

"互联网+"行动的探索者、改革先锋马化腾自2013年起就开始积极倡导"互联网+"概念。作为全国人大代表，2015年3月，马化腾在全国两会上提交了《关于以"互联网+"为驱动，推进我国经济社会创新发展的建议》的议案，他呼吁我们持续推动"互联网+"，鼓励产业创新、促进跨界融合、惠及社会民生，促进我国经济社会的创新发展。马化腾大力推动微信、QQ、在线支付等互联网应用，从民生政务、生活消费、生产服务、生命健康、生态环保等方面推动数字化转型升级，在实体经济和数字经济、传统行业和科技创新融合发展等方面发挥了重要作用。

在"互联网+"数字经济峰会上，马化腾表示，"互联网+"是手段，数字经济就是结果。"互联网+"赋能实体经济将创造巨大的创新机会，在云端用 AI 处理大数据将是公司未来发展的重点。"互联网+"不仅限于政府事务、民生和医疗等领域，还开始赋予零售、航空和制造等实体经济能力。在 2018 年 12 月的崇礼论坛上，马化腾表示，随着数字化进程的推移，移动互联网的主战场正在从上半场的消费互联网向下半场的产业互联网发展。未来，互联网将继续与各行各业深入融合，最终发展出产业互联网。消费互联网与产业互联网不是割裂的，二者相辅相成，彼此拥抱数字经济的潜力，重点就在于打通消费互联网与产业互联网。

二、"互联网+"的发展

2015 年 3 月 5 日，在第十二届全国人民代表大会第三次会议上，李克强总理在政府工作报告中首次提出"互联网+"行动计划。他指出，"制定'互联网+'行动计划，推动移动互联网、云计算、大数据、物联网等与现代制造业结合，促进电子商务、工业互联网和互联网金融（ITFIN）健康发展，引导互联网企业拓展国际市场"②。2015 年 7 月 4 日，经李克强总理签批，国务院印发了《关于积极推进"互联网+"行动的指导意见》；同年 12 月 16 日，第二届世界互联网大会在浙江乌镇开幕，中国互联网发展基金会联合百度、阿里巴巴、腾讯共同发起倡议，成立了"中国互联网+"联盟。

"互联网+"代表了一种新的经济形式，即在生产要素分配中充分发挥互联网的优化和整合作用，将互联网创新融入经济和社会的各个领域，提高实体经济的创新能力和生产力。从而利用更广泛的基于互联网的基础设施和工具，形成一

---

① 包晶：《"互联网+"加出生活新方式》，载于《财讯》2016 年第 20 期。
② 《政府工作报告》，人民网，http://nx.people.com.cn/n/2015/0317/c192469-24177819.html。

种新的经济发展形式。

"互联网＋"是一种新的经济形势，依靠互联网技术实现互联网与传统产业的融合，实现经济转型升级。其目的是充分发挥互联网的优势，提高经济生产力。"互联网＋"行动计划将重点促进以云计算、物联网和大数据为代表的新一代信息技术与现代制造业、生产性服务业等的融合创新，发展壮大新兴业态，打造新的产业增长点，为大众创业、万众创新提供新环境，为产业智能化提供支撑，增强新的经济发展动力，促进国民经济提质增效升级[①]。

"互联网＋"概念的中心词是互联网，它可以分为两个层次。一方面，符号"＋"表示加号，代表添加和联合，表示"互联网＋"计划的实施应通过互联网与传统产业的联合和深入整合来实施；另一方面，"互联网＋"作为一个整体，其更深层含义是通过互联网完成传统产业的产业升级。

近年来，随着"互联网＋"的发展，互联网经济也取得了长足的进步。根据波士顿咨询公司发布的研究报告可知，2010年，互联网经济已经占到G20国家GDP总和的4.1%，达2.3万亿美元，这个数字与英国的国内生产总值（GDP）相当，超过了意大利、巴西等国家的GDP[②]。国内增长较快的是"海淘"网络购物模式，中国的互联网海外购物金额成倍增长。Wind统计显示，截至2016年12月5日，市值在300亿美元以上的中国互联网上市公司有5家，包括市值2000多亿美元的腾讯控股和阿里巴巴、市值500多亿美元的百度以及市值300多亿美元的京东和网易。作为中国互联网产业高速发展的直接受益者，中证海外中国互联网50指数从基准日2007年6月29日到2016年12月5日涨幅为507.31%，同期纳斯达克指数和恒生指数涨幅分别为103.53%和2.59%。Wind统计显示，中国海外互联网股票2013年到2015年平均净利润增长率为48.09%[③]。2016年，中国的互联网消费规模高达9670亿美元，中国互联网相关经济规模在整体国内生产总值中占比高达6.9%，仅次于韩国，排名世界第二；中国的电子商务占全球市场的44%，而美国仅占27%；中国的互联网金融占全球市场的12%，美国仅占5%[④]。

"互联网＋"是对新一代信息技术与创新2.0互动的高层次总结，是在创新2.0下推动经济社会发展的新形态。它为大众创业、万众创新提供了新的环境，并为经济发展提供了新的引擎。随着知识社会的到来，再加上无处不在的网络、计算、数据等，"互联网＋"不仅融入了传统行业，更造就了创新，改变了人们

① 刘杰、邹继武：《"互联网＋"模式探究》，载于《城市地理》2015年第20期。
② 《国外互联网经济发展情况》，http://www.360doc.com/content/18/0202/11/8250148_727138146.shtml。
③ 资料来源于Wind数据库。
④ 《中国互联网经济白皮书发布中国成为全球互联网经济先锋》，人民网，http://media.people.com.cn/n1/2017/0916/c40606-29539515.html。

的生产和生活方式，引领了创新驱动型发展的"新常态"。

第二节　"互联网＋"的本质

阿里研究院认为，"互联网＋"的本质是传统产业的在线化、数据化。只有将商品、人和交易行为迁移到互联网上才能实现"在线化"，只有"在线"才能形成"活的"数据，数据只有流动起来，其价值才得以最大限度地发挥出来①；阿里 UC 移动事业群总裁兼高德集团总裁俞永福认为，"互联网＋"的本质是重组供需。其意味着传统互联网创业时代的结束和新创业第二春的到来；有学者认为，"互联网＋"的本质是整合与创新等。本节认为，"互联网＋"的本质是技术和制度的创新，体现在以下两点。

一、着眼技术发展，提供创新基础

技术的发展是实现"互联网＋"的必要条件，"互联网＋"的本质必然体现在技术创新上。阿里研究院 2015 年发布的《"互联网＋"研究报告》指出，"互联网＋"依赖于新的基础设施，可以概括为"云、网、端"三部分。"云"是指云计算、大数据等基础设施；"网"不仅包括原有的"互联网"，还拓展到"物联网"领域；"端"是用户直接接触的个人电脑、移动设备、可穿戴设备、传感器，乃至以软件形式存在的应用②。

（一）"云"的内容及其发展

1. 云计算的概念及发展。

以"阿里云"为代表，我国的互联网企业已实现了基于自主研发的核心技术来提供通用云计算服务，无论是在技术先进性、安全性上，还是经济性上，均处于世界领先地位，与亚马逊、谷歌共执牛耳③。云计算是传统计算机和网络技术发展融合的产物，如分布式计算、并行计算、效用计算、网络存储、虚拟化、负载均衡、热备份冗余等。它基于互联网的相关服务的增加、使用和支付模式，通常涉及通过互联网来提供动态易扩展且经常是虚拟化的资源。美国国家标准与技术研究院（NIST）定义：云计算是一种按使用量付费的模式，这种模式提供可

---

①②③ 《〈互联网＋研究报告〉：产业加权升级　重新定义信息化》，阿里研究院，http：//www. aliresearch. com/Blog/Article/detail/id/20284. html。

用的、便捷的、按需的网络访问，进入可配置的计算资源共享池（资源包括网络、服务器、存储、应用软件、服务），这些资源能够被快速提供，只需投入很少的管理工作，或与服务供应商进行很少交互①。云计算目前已被大量投入实际运用中，其作为一种宏观技术发展概念，为"云应用"提供基础，"云运用"是应用层云计算技术的体现，通过互联网或局域网连接和操控远程服务器集群，完成业务逻辑或运算任务，不仅有助于用户降低 IT 成本，还大大提高了工作效率。

云计算是自第一代计算机出现起多年演进的结果，从中央主机时代向个人计算机诞生带来的分布式主从架构时代、互联网时代的自然发展使公司可以通过全球计算机网络连接到世界。在主机时代，系统被集中控制和管理，主机管理员是所有数据和所有系统的最有权力的控制人，计算机和信息技术的唯一用途就是为了达成商业策略而为业务建造各种系统；在 PC 时代，人们利用信息技术创建系统的速度更快、成本更低，但也带来了关于集成、互操作性、不断地出现补丁等新问题。

云计算兼具主机时代、个人计算机带来的主从架构时代和互联网时代的各种优点，促使我们重新拥有大多数主机时代才有的集中控制和管理能力，以及使我们能以高速的宽带网络接入来访问大量的分布式计算资源并将其封装成公用事业产品供用户选择购买。云计算的概念早已存在，但其创新之处在于现在可以将计算机科学领域那些旧有的经验和技术进行简单化和自动化处理，高度抽象成各种按需供应的服务，以传统的本地部署软件或商业软件产业难以竞争的价格对外提供。

2. 大数据与区块链的发展。

大数据与云计算在技术上是不可分割的，它必须依靠云计算分布式处理、分布式数据库和云存储、虚拟化技术。麦肯锡全球研究所对大数据的定义是：一种规模大到在获取、存储、管理、分析方面大大超出了传统数据库软件工具能力范围的数据集合。它具有四个特征：海量数据规模、快速数据流转、多样数据类型和低价值密度。IBM 提出，大数据具有 5V 特点：大量（volume）、高速（velocity）、多样（variety）、低价值密度（value）、真实性（veracity）。

数据是最有价值的资产，蕴藏着丰富的信息和价值。可穿戴设备、各种智能软件等，具有非常实时和广阔的数据采集能力。以位置数据为例，其包含了空间位置和时间标识的地理和人类社会信息的数据，具有大量性、高速性、多样性、低价值密度和真实性的特征。目前我国涉及位置大数据的企业约 45 家，数据主要集中在以 BAT 为主的大型互联网企业以及地理位置服务运营商、电信运营商

① 邓荣、黄菊：《OpenStack all – in – one 云平台的搭建》，载于《数学技术与应用》2014 年第 10 期。

等手中。大数据产业正在成为中国数字经济发展的重要驱动力，中国数字经济增速已连续三年排名世界第一。2019 年上半年，大数据产业增长势头强劲，其增速均高于全行业增长水平，2019 年，我国大数据产业规模达到 7200 亿元左右[①]。

近年来，区块链及相关行业快速发展，全球正在跑步进入"区块链经济时代"。区块链技术被认为是继大型机、个人电脑、互联网、移动/社交网络之后计算范式的第五次颠覆式创新，是下一代云计算的雏形。区块链是一种新的去中心化基础架构与分布式计算范式，是随着比特币等数字加密货币的日益普及而出现的，是比特币的底层技术。从狭义上讲，区块链是数据块按时间顺序排列成链中的特定数据结构，并以密码学方式为保证的不可篡改和不可伪造的去中心化共享总账（decentralized shared ledger），能够安全存储简单的、有先后关系的、能在系统内验证的数据。广义区块链技术是指利用加密链式区块结构来验证与存储数据、利用分布式节点共识算法来生成和更新数据、利用自动化脚本代码（智能合约）来编程和操作数据的一种全新的去中心化基础架构与分布式计算范式。一般来说，区块链系统由数据层、网络层、共识层、激励层、合约层和应用层组成，具有去中心化、时序数据、集体维护、可编程和安全可信等特点。

3. "云"的现实应用。

在云计算方面，照片墙（Instagram）在 2010 年 10 月发布的第一天即有 25000 人注册使用，随后在同年 11 月用户数量很快达到了 1000 万人，在距离其最早发布应用三周年时，其用户数量突破 2 亿人，上传图片超过 200 亿张[②]。Instagram 不是通过具体的数据中心来支撑如此快速的增长，而是依靠"云"和它所具有的按需使用、自动扩展的特性，它无须管理数据中心和网络，也无须采购、安装或管理硬件，只要专注于应用架构和用户体验这两项服务即可。由于工作性质，美国国家海洋和大气局（NOAA）的工作人员对联网设备相当依赖，为保证电子邮件的效率和协同工作的能力，NOAA 在 2012 年选择了谷歌的 Gmail 这个基于"云"的邮件解决方案，使其提供包括电子邮件、即时消息、视频会议、共享日历和共享文档在内的各种服务，这提高了工作效率，贴合现代的使用需求，为 NOAA 创造了巨大的商业价值。

随着区块链行业的快速发展，百度、阿里巴巴、腾讯、京东等一些中国较大的科技公司正在以各种方式利用区块链技术。区块链技术因其数据共享、不可篡改等优势，被互联网技术圈誉为"当今极具创新性的技术"，其应用研发已经在

① 《大数据：2019 年产业规模将达 7200 亿元》，中国产业信息网，http：//www. cinic. org. cn/xw/schj/590927. html。

② 《Instagram 创始人自曝：5 年拿下 4 亿用户的秘密》，个人图书馆，http：//www. 360doc. com/content/16/0128/23/30146391_531359132. shtml。

某些领域取得了成果。

菜鸟与天猫国际共同宣布，已启用区块链技术跟踪、上传、查证跨境进口商品的物流全链路信息，供消费者查询验证。菜鸟国际技术负责人唐韧称，区块链在海淘领域应用前景十分广泛。"我们坚定地认为，这是一项互联网的基础技术，而不是炒作货币的工具。"京东在官网上也发布公告称，已发布了一款新的加速器，用于开发人工智能和区块链技术。

云计算、大数据、区块链等基础设施强化了计算资源的专业化提供水平，提高了企业的生产效率，打破了企业在计算能力上的垄断，为中小企业创新、创业提供了环境，同时推动着传统企业加速利用互联网，加快了传统产业转型的步伐，带动了"网"的发展，撬动了"端"的市场潜力。

(二)"网"的内容及其发展

1. 互联网的发展及其应用。

在"网"的发展上，随着互联网、物联网基础设施的快速发展与渗透，中国网民数量亦迅速增加。中国互联网络信息中心（CNNIC）第 34 次《中国互联网络发展状况统计报告》显示，截至 2014 年 6 月，中国网民规模达 6.32 亿，其中，手机网民规模 5.27 亿，互联网普及率达到 46.9%[①]。

互联网是网络与网络之间所串联成的庞大网络，这些网络以一组通用的协议相连，形成逻辑上的单一且巨大的全球化网络。互联网已经是我们所熟知的并经常使用的了，是信息社会的基础。它始于 1969 年美国阿帕网（ARPA），首先用于军事连接；NSF 网亦极大地推动了互联网的发展，旨在连接全美的 5 个超级计算机中心，供 100 多所美国大学共享它们的资源。物联网配备有传感器，这些传感器连接到各种真实物体，并通过互联网连接以运行特定程序，达到远程控制或者实现物与物的直接通信，例如射频识别标签（RFID）、传感器、二维码等，它们都是经过接口与无线网络相连，给物体赋予"智能"，既可实现人与物体的沟通和对话，也可实现物与物之间的沟通与对话。国际电信联盟（ITU）对物联网做出如下定义：通过二维码识读设备、射频识别装置、红外感应器、全球定位系统和激光扫描器等信息传感设备，按约定的协议，把任何物品与互联网相连接，进行信息交换和通信，以实现智能化识别、定位、跟踪、监控和管理的一种网络。

互联网将事物和用户先"联"起来，各种信息、商品等外部物质出现在网上，人们在网上获得信息了解外部世界，从网上购买商品，改变了信息和产品的

---

① 《〈互联网+研究服务〉：产业加权升级　重新定义信息化》，阿里研究院，http：//www. aliresearch. com/Blog/Article/detail/id/20284. html。

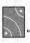

渠道。进一步地，互联网进入"互"的阶段，在这一阶段，人也出现在网上，人成为网络真正的主体，互联网不再仅仅是对人们原有生活的补充和丰富，而是和人们的生活融为一体，成为生活的一部分。人成为网络主体之后，消费者与供给商就不再是线性关系或仅仅是交互关系，而成为网状关系。

2. 物联网的发展及其应用。

物联网是指根据约定的协议，通过智能终端产品在目标和互联网之间进行信息和通信的交换，用于对该目标物品进行智能化识别、定位、跟踪、监控和管理的一种网络，其设备包括条码/二维码阅读设备、RFID 标签等。物联网是新一代信息技术的高度集成和综合运用，对新一轮产业变革和经济社会绿色化、智能化、可持续发展具有重要意义。

物联网英文名称为"The Internet of Things"，即"物物相连的互联网"。物联网的实践最早可追溯到 1990 年施乐公司的网络可乐贩售机（networked coke machine），其概念由美国麻省理工学院的凯文·阿什顿（Kevin Ashton）教授首次提出，2009 年 8 月，温家宝"感知中国"的讲话将我国物联网领域的研究和应用开发推向了高潮，2009 年 11 月 13 日，国务院正式批准同意无锡建立国家传感网创新示范区（国家传感信息中心）①。自温家宝提出"感知中国"以来，物联网被正式列为国家五大新兴战略性产业之一，写入了政府工作报告。近年来，中国物联网政策支持力度不断加大，各领域应用持续深化，产业规模保持快速增长，形成了以北京—天津、上海—无锡、深圳—广州、重庆—成都为核心的四大产业集聚区。

从技术架构的角度来看，物联网可以分为三层：感知层、网络层和应用层。感知层由各种传感器以及传感器网关构成，是物联网识别物体、采集信息的来源；网络层由各种网络组成，负责传递和处理感知层获取的信息；应用层则与各行业需求相结合，是物联网和用户的接口。IDC 研究报告显示，全球物联网解决方案市场规模将从 2013 年的 19 亿美元增长到 2020 年的 71 亿美元。全球物联网装机量从 2013 年到 2020 年的复合年增长率将达到 17.5%，增长到 2120 亿台②。在我国政府政策的支持下，物联网产业链上下产业快速发展，我国物联网行业市场规模持续稳定增长。2018 年，我国物联网总体产业规模达到 1.2 万亿元，截至 2018 年 12 月底，三家基础电信企业蜂窝物联网用户达 6.71 亿户，占到全球一半以上。③

---

① 《在无锡感知中国"物联芯"》，中国青年报，2010 年 8 月 19 日。

② 《〈互联网+研究报告〉：产业加权升级　重新定义信息化》，阿里研究院，http：//www.aliresearch.com/Blog/Article/detail/id/20284.html。

③ 《王新哲在第二届数字中国建设峰会物联网分论坛上强调：抓好五项举措推动物联网发展》，人民邮电报，2019 年 5 月 7 日。

智慧农村的建设离不开互联网和物联网的支持，农村发展农产品的电商化也必须以互联网和物联网技术为基础，在线服务的提供离不开"网"的技术支持。2018年，浙江省绍兴市首个村级"智慧农村"平台开通，其软件包含了政务公开、村民服务、新闻咨询三大内容，通过互联网信息技术实现村级事务管理和为民服务智能化。

（三）"端"的内容及其发展

1. 智能终端的含义及特点。

"端"的发展在"云"和"网"的助力下突飞猛进。在云计算、大数据设施和应用软件服务的助力下，以智能终端为代表的用户设备，正成为大数据采集的重要源头和服务提供的重要平台。

2010年，国务院发布《国务院关于加快培育和发展战略性新兴产业的决定》，将新一代信息技术产业发展作为未来国民经济的支柱产业之一，其中，新型显示和智能终端均作为新一代新型技术产业中的核心基础产业加快发展。智能终端涉及不同的形式，包括智能手机类、智能家居类、智能机器人类、智能交通类、儿童智能类、智能穿戴类、智能医疗及健康类、人工智能类、智能无人机类等多个行业。

移动终端广义上包括手机、笔记本、平板电脑、POS机甚至车载电脑，大部分情况下是指具有多种应用功能的智能手机以及平板电脑。现代移动终端具有强大的处理能力、内存、固化存储介质以及像电脑一样的操作系统，是一个完整的超小型计算机系统，可以完成复杂的处理任务，拥有丰富的通信方式。自2007年起，智能化引发了移动终端的改变，从根本上改变了终端作为移动网络末梢的传统定位，转变为互联网业务的关键入口和主要创新平台。

移动智能终端具有以下特点：一是在硬件上，移动终端往往是具备通信功能的微型计算机设备，具有多种输入和输出方式，如键盘、鼠标、触摸屏、显示屏等；二是在软件上，移动终端必须具备操作系统，如Windows Mobile、Android、IOS等，基于这些操作系统的个性化应用软件极大地满足了个性化用户的需求；三是在通信能力上，移动终端具有灵活的接入方式和高带宽通信性能，并能根据所选择的业务和环境自动调整所选的通信方式，方便用户使用；四是在功能使用上，移动终端更加注重人性化、个性化和多功能化，由"以设备为中心"的模式转变为"以人为中心"，根据个人需求调整设置，且集成众多软件和硬件，使其功能越来越强大。

2. 智能终端的实际应用。

随着移动互联网的快速崛起和全景式的数字化生活方式的形成，消费者的消费重心已从简单建立连接和实现沟通转变为实时获取各种形式的信息内容和服务，由此开启了以数字化内容的生产、消费和共享为核心的价值创造时代。在移动互联网产业链下，用以聚合和承载应用的移动智能终端愈加重要，且移动智能终端本身因为各方的加入也已形成了一个以其为中心的移动互联网生态圈。在目前的市场中，智能手机的销售量远超过笔记本和平板电脑，可穿戴设备也在迅速扩大市场。

以手机为中心的智能设备成为"万物互联"的基础，车联网、智能家电等促进消费者体验升级，构筑个性化、智能化的应用场景。中国已成为全球智能终端增长的绝对主导力量，并引领全球移动市场智能化演进。2012 年中国智能手机出货量 2.58 亿部，份额超过全球的 1/3，并以 167% 的增幅远超全球水平；2013年中国智能手机出货量更达 4.23 亿部，全球份额贡献逼近 50%[1]。

随着智能终端作为访问接口，互联网内容逐渐从门户网站主导的网页向 App 应用程序转变。2013 年底，苹果 App Store 与谷歌 Google Play 应用下载规模均达到 500 亿次，应用规模均超过 100 万个[2]。腾讯、阿里、百度等企业试图通过深度挖掘移动即时消息、手机支付、地图等能力，在自身核心应用领域搭建超级App 平台。

《中国移动智能终端行业市场前瞻与投资策略规划分析报告》统计数据显示，从全球来看，到 2020 年，全球市场泛智能设备规模将超过手机、PC、PAD 总和，自 2019 年起，未来三年泛智能终端规模预测将达到 150 亿，其中移动网接入 16 亿，物联网接入 17 亿，宽带网接入 117 亿。报告预测，2019 年超过 10% 的商用终端产品开始采用人工智能应用，商用办公助手成为新亮点；到 2020 年，将有 40% 的商用终端产品采用人工智能[3]。

在"互联网+"时代，人们的生活离不开智能终端，人们通过智能终端获取信息、交流沟通、远程工作、消费购物、休闲娱乐……"云"和"网"带给人们的便利以智能终端加以体现，智能终端将人们与网络联系起来。预约挂号必须通过智能终端来操作；消费者通过下载共享单车和网约车平台应用软件使用相关服务；"互联网+政务"的服务方式也必须依赖于智能终端加以实现，用户获取政务信息、办理政务事务等都可通过智能终端进行操作。

---

① 《中国信息经济发展趋势与策略选择》，阿里研究院，2015 年。
② 《App 市场全面盘点：Google Play 增长率超过 App Store》，第 1 财经，https：//www. yicai. com/news/2637996. html。
③ 《2018 年智能终端行业前景广阔　技术进步催生三大发展趋势》，前瞻产业研究院网，https：//bg. qianzhan. com/report/detail/458/190129_84d86193. html。

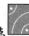

二、降低交易成本，推动制度创新

（一）重新定义行业，促使交易发生

1. 人格化交换与非人格化交换。

"互联网＋"实质上不仅是技术的发展与创新，也在制度上发生了重大转变，推动交易模式由买卖合约向租赁合约转变、由人格化交换向非人格化交换转变。

新制度经济学把制度定义为制约人们的行为、调节人与人之间的利益矛盾的一些行为准则。根据这些准则存在的形式，制度可分为正式的制度和非正式的制度，前者是指人们有意识创造的一系列政策法则，是成文的且有权力机构保证其实施，后者则是人们在长期交往中无意识形成的习俗、道德伦理、意识形态等可称之为"文化"的东西，其行为约束主要依靠自律。在人格化交换形式中，交易发生在彼此熟悉的当事人之间，一次交易成为下一次交易的基础，在他们之间，欺诈、投机取巧等机会主义倾向相对较弱。在这种形式中，不是以强制性的法律做保障，而是依靠人与人之间的信任、依赖交易各方的人格支撑着他们之间的长期互利合作，因此，道德准则、价值观念等非正式制度成为交易双方的主要约束形式。除文化传统的影响之外，个人产权制度的建立也对人格化交换具有重要影响。在伦理社会中，夫妇、父子等财产不分，相与为共，在伦理体系中，财产的交换较少，更没有向深度和广度发展，将交换拓展到个人联系范围以外的范围需要某种力量以保护产权和维持交换关系，其实施则较为困难。

非人格化交换是现代市场经济普遍存在的形式，合约对象由人格化向非人格化转变，交易对象超越个人、企业之间，选择范围更加广泛，除经济的制约因素之外，交易主体之间不存在障碍和歧视。在这种形式中，交易往往是一次性的，一次交易与下一次交易的相关性较弱，实际交易双方彼此之间可能缺乏了解，这时，"道德风险"增加了交易的风险，道德准则、价值观念等非正式约束力较软弱。非人格化交换的基本特征是自主交易、充分竞争、自由流动和机会均等，这些特征的实现条件同样不能仅依靠非正式约束。因此，成文的并得到社会权力机构实施保证的正式制度在非人格化交换中具有明显的优越性。在严格的制度约束下，每个人事先都能知道其他人对他的行为的反应，减少了个人决策中的不确定性，交易合同的可信程度也大大提高。法律制裁等事后的社会惩罚同样足以促使人们更多地以合同的方式进行交易，对对方资信状况的了解、履行合同的监督等行为的减少亦降低了人们交易的成本，且交易范围扩大，不必仅局限于熟人之间。

2. "互联网＋"与各行业相结合。

"互联网＋"与各行业的结合，促进了新兴行业的出现，实现了传统行业的发展与转型，使各行业间的界限模糊化。马化腾等在《互联网＋：国家战略行动路线图》中提出，"互联网＋"一切皆有可能。信息技术的改善缓解了信息不对称、信息不充分等问题，极大地降低了交易费用，使交易发生成为可能。在互联网技术的支持下，利用云计算、大数据等可以搭建一个相对封闭的个人市场，大幅度提高交易双方对相关信息和资源的易得性，实现交易成本的下降，且信息更加透明，需求方和供给方的匹配程度和信息获取度更高，使得大量潜在的交易得以实现，降低了创新成本，促使新兴业态出现。在互联网经济背景下快速发展的新行业中，较为典型的是共享平台企业，如共享交通（滴滴出行）、共享房屋（Airbnb）等，"互联网＋"的发展为其产生提供了条件。

"互联网＋"的发展过程也是传统行业不断发展、转型升级的过程。传统行业逐渐呈现出纵深式和专业化的发展趋势，行业间的共享思维也在逐步深化。随着计算机相互接入网络层次，越来越多的人和物开始连入网络，推动共享程度的提升，促使行业发展走向新的分工形态，纵深式和专业化成为新的发展方向。信息技术革命则为分工协同提供了必要、廉价、高效的信息工具，改变了消费者获取信息的能力，将以企业为中心的产销格局转变为以消费者为中心的全新格局，企业以客户为导向、以需求为核心的经营策略迫使企业组织形式相应改变，新型分工协同形式开始涌现。生产与消费更加融合，数据信息缩短了生产链条，促进C2B方式的兴起。技术手段的提升、数据信息的开放与流动等，也促使生产样式从"工业经济"的典型线性控制转变为"信息经济"的实时协同（阿里研究院，2015）。

一方面，传统行业转型升级过程呈现"逆向"互联网化的特点：从消费在线开始，到广告营销、零售、批发、分销，再到生产制造、原材料和生产装备。在这个过程中，作为生产性服务业的物流、金融业也出现互联网化的趋势，也是"互联网＋"逆向倒逼的过程。在生产制造环节，个性化需求倒逼生产制造柔性化加速，比如大规模个性化定制，同时需求端、零售端与制造业的在线紧密连接，都出现在线化、数据化的倒逼趋势。另一方面，从某个行业的支撑或延伸行业来看，还具有"外向"互联网化的发展特征，尤其对外层的物流和金融领域进行渗透。如电子商务的发展带来了物流行业的蓬勃，腾讯从社交领域拓展到文学影视，百度从搜索引擎延伸到百度文学并整合纵横中文网、熊猫看书、百度书城等网络文学品牌，阿里巴巴从电商巨头推出阿里巴巴文学和阿里影视……

在工业经济时期，以行业分工为时代发展的主要特征，农业、工业、服务业之间的界限清晰，各产业内部的行业边界同样非常清晰。在"互联网＋"的经济

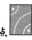

形态下，农业、工业、服务业之间的界限越来越模糊，行业间的跨界现象愈加明显，较为典型的是以淘宝、京东等为代表的一批电商平台的出现，将传统农业等与现代化科技和第三产业相结合，以生鲜为例，天猫生鲜超市、京东生鲜、苏宁易购中的正大生鲜等，将水果、蔬菜、海鲜等生鲜产品通过网络渠道出售给消费者。较成功的现代制造企业也将自身制造能力转化为面向全社会的基础设施，例如海尔等制造企业开始向互联网化的消费型电子厂商转型。

（二）提升可获得性，降低交易费用

1. 信息不对称的改善。

在传统经济市场中，交易费用较高。首先，卖方作为主要信息提供者，在信息市场上占据优势地位，享有信息披露的主动权；买方是信息的接收者，在信息市场上处于劣势地位。由于缺乏合适的制度约束和利益刺激，信息优势方主动披露虚假信息的可能性较小，买方作为信息劣势者获取信息的途径较少，正确判断信息真假的方式途径有限，由此造成市场信息的不对称。其次，传统经济市场中的信息是不充分的，即使作为信息优势者也不能获取市场中全部的信息，卖方对买方的消费偏好和消费预期亦不是通过大数据等科学数据估算得到的。这些传统经济市场中存在的缺陷导致了交易费用的增加。

"互联网＋"在一定程度上缓解了上述问题。卖方在互联网上披露信息，买方接收信息的途径增多，买方在接收信息的同时可以对卖方的信息、产品、服务等做出评价，使接收到的信息更为客观，信息来源更广阔。在此模式下，买方倒逼卖方注重产品服务的质量以及披露信息的真实程度，卖方的信任成本损失极大地弥补了产品和服务市场中的信息不对称。同时，卖方亦可通过互联网了解买方的消费需求与消费偏好，及时对消费者的市场需求作出回应，使产品最大限度地满足消费者的需要，促进资源的合理配置，提高资源的利用率。"互联网＋"在市场经济中充当了卖方与买方之间的桥梁，使得双方的信息更为透明、可获得，弥补了信息不对称，降低了交易成本。

另外，为方便交易实现，改变参与者的不信任态度，生产者利用"脱域"技术，将陌生人之间的信任问题转化为个人在抽象系统中的个人信任。英国著名社会学家安东尼·吉登斯在其著作《现代性的后果》中，提出了一个针对现代社会系统特征的"脱域"问题，意指"社会关系从彼此互动的地域性关联中，从通过对不确定的实践的无限穿越而被重构的关联中'脱离出来'"。吉登斯将"脱域"视为一种生产机制，描述了现代时空转型组合中社会关系的重建和社会变迁的特征。在这里，"脱域"是指通过象征标志和专家系统等机制，将特定社会关系从互动的时空情境中提取出来并进行重构的过程。其中，象征标志是一种能够

传递信息的媒介，用户通过该媒介进行交易，无须考虑个人或企业的特殊品质。以淘宝电商为例，其象征标志是描述相符、服务态度、物流评价等具体指标，用于判断某店铺是否具有较高的信用。

2. 平台经济的发展。

从平台视角进行分析，"互联网＋"经济模式可以为交易双方提供更加便捷的交易手段和更加广泛的交易空间，提升交易双方的信息可获得性，从而降低交易成本并促进交易实现。"互联网＋"经济模式，借助点对点即时通信技术和大数据技术，加上平台交易参与者创建的抽象体系和信用管理制度，能够实现交易信息的系统搜集和精准匹配，使得交易参与者能够更加容易地获得需要的信息和资源。

所谓平台，本质上就是市场的具化，尤其是因网络时代市场资源整合和商业模式创新而形成的具化形态。从表面上来看，平台经济的出现是互联网，特别是信息技术在产业边界促使产业融合的结果，从其本质上来看，平台经济诞生的前提，是互联网技术打破了传统意义上价值链和产业链的运行规则，剔除了多余的中间环节，实现了价值链和产业链的分裂与再整合，重新划定了效率导向的"市场势能"①。

从市场发展阶段来看，该平台是传统隐性交易市场显化的结果。交易市场的发展过程可以分为两个阶段：第一阶段是交易市场的隐性化阶段，该阶段的市场是由交易双方自发形成，仅仅起到作为交易空间、调节市场需求的作用；第二阶段是交易市场的显性化阶段，该阶段的市场参与主体表现为利益主体，体现为一定的交易场所、交易手段或交易空间，也就是平台。另外，市场的显性化还可以分为现实显性化与虚拟显性化两个类型。其中，现实显性化的代表形式有超市、商场、证券交易场所等实体市场；而虚拟显性化则是信息时代的产物，表现为电子商务平台等虚拟市场。从平台经济类型的发展来看，可将平台经济划分为三个阶段：第一阶段是以实体商品集散地为主要表现形式的平台经济。集散地平台经济指的是因作为实体商品的集散地、批发地和交易地而产生的平台经济发展阶段，其主要特点是以城市为中心，以贩运贸易为主要商业形式，例如上海拥有众多的批发企业和商品交易市场。第二阶段是以提供服务业实体平台为最新表现形式的平台经济。它主要是通过平台提供服务而产生效益，主要特点是服务可以脱离有形的产品，但不能脱离企业，服务的价值取决于企业满足消费者需求的程度，例如金融平台经济（证券交易所、产权交易平台、期货交易平台等），会展平台经济（车展基地、会展经济等）等。第三阶段是以提供信息虚拟平台为最新表现形式的平台经济。网络信息平台经济主要指利用互联网构建虚拟空间，提供

---

① 李凌：《平台经济发展与政府管制模式变革》，载于《经济学家》2015年第7期。

网络平台服务而产生经济效益，主要特点表现为网络经济学的边际效益递增，成长速度快，其核心是用户体验，如大众点评网、淘宝网、一号店等。

3. 平台经济的特征。

在互联网经济时代，平台的商业模式和组织形态成为新特征。首先，互联网平台将相互联系的不同群体集聚起来，通过促进群体间协作，创造出更大的经济价值。这是因为互联网平台具有更加明显的网络外部性特征，即平台价值与用户数量的平方成正比。其次，互联网平台依托新的信息基础设施和数据生产要素，逐渐由大企业化的、强调集中控制的封闭模式，向为顾客提供个性化服务的、挖掘和激活生产潜力的新模式转变。最后，互联网平台涉及多方参与，用户可以在不同平台间进行选择，促使企业间竞争更加充分、服务创新更加丰富，并且有利于形成良好竞争的商业圈生态。

互联网经济中的平台实际上是一种供给者和需求者之间的匹配程序，它能够极大地降低交易费用。对网络平台来说，这种规模经济效应会更加明显。与传统的经济模式交易相比，平台上供求双方直接交易大大降低了供给和需求双方的交易成本，这不仅体现在资金成本上，也体现在时间成本上。其规模经济效应还会带来交易成本的进一步减少，从而能够在一定程度上降低产品和服务的价格。

一方面，平台的服务范围更大，平台较为开放，门槛较低，吸引了大量的供应商和消费者，甚至引入各类应用软件，实现平台要素的充分集聚，促成供应商、平台运营企业和参与平台的消费者之间的互动和整合。此外，平台可能同时具备交易、信息、融资等多项功能，实现平台服务功能的最大化，提升企业的市场竞争力。另一方面，平台通过提供免费的专业化服务以及低于市场价格的产品和服务，实现参与者聚集；通过优化服务能力，扩大原有业务的边际收益，从而实现价值增值。平台吸引上下游企业和信贷、融资、物流等各类专业服务企业入驻，延伸企业产业链和价值链，产生集聚和辐射效应，提高平台参与者的经济创造力，能产生较高的资源集聚效应，让用户获得更多的产品或服务，或在提供相同产品和服务的同时直接降低用户成本，使价值增值。平台运营往往涉及两组或多组不同类型的消费群体，且消费群体之间存在明显的间接网络外部性，平台缓解了信息不对称、交易成本过高等问题，消费群体之间产生的间接网络外部性被内化以产生利润。平台运营以信息技术为支撑，降低了运营的维护成本和服务成本，实现了自身价值的增值。

（三）超越时空限制，保障交易实现

1. 信任机制的改善。

"互联网＋"经济模式的重要意义还在于突破原有时空限制，扩大交易的地域范围和对象范围，更好地保障交易实现。就传统经济模式而言，可能存在供需双方不匹配、信息不对称、交易信息匮乏、交易范围有限等问题。"互联网+"经济模式基于新的技术创新和制度创新，尤其是供需信息传递和匹配的机制以及交易的信用监督机制等制度创新，推动交换性质由"人格化交换"向"非人格化交换"转变，推动合约方式由"买卖合约"向"租赁合约"转变，从而保障交易实现跨越时间和空间的外在限制。

在传统经济模式下，人与人之间的交换以"人格化交换"为主。如前面所述，"人格化交换"的实施依靠的是彼此熟悉的当事人之间的信任，而非强制性的正式制度。由于交易参与者很少，当事人之间拥有对方较充分的信息，于是人们"自觉自愿"遵守约定俗成的行为规范。长期交易形成的道德共识基本上能保证交易的持续性。人与人之间的这种长期磨合而成的相互依赖关系形成之后，非正式制度在这既定的交易圈子里，减少了"信息费用""契约履行费用"等交易成本，但这种交易成本的节约是因为在先期多次交易中已经支付了大量的交易成本，是以丧失对圈子外的交易机会为代价的。这种交易模式，缺乏有效的监督、信任机制，且其交易时间和空间均存在限制。

"互联网+"推动了两大转变的实现：一是交换的性质已经从"人格化交换"向"非人格化交换"转变；二是合约方式由"买卖合约"向"租赁合约"转变。如前所述，"非人格化交换"对交易对象的选择范围更为广泛，交易超越了对象、时间、地域等的限制。在非人格化交换中，交易对象可以是长期合作的伙伴，也可以是从未有过交易的陌生人；既可以是本地区的，也可以是远方的。交易对象选择范围的扩大，意味着进行实际交易的双方彼此之间可能缺乏了解，并且交易往往是一次性的，因此，"道德风险"将危及交易的进行。这时，道德准则、价值观念等非正式约束显得软弱无力，而关于成本的并得到社会权力机构实施保证的正式制度则具有明显的优越性。在严格的制度约束下，当交易双方都知道如果一方违约，另一方可以依法起诉并使违约方受到严厉的法律制裁，那么签订合同之前就不必对对方的"资信状况"进行详尽的调查，也没有必要监督履行合同的每一步。因此，对"事后社会惩罚"的预期足以使人们更多地以合同的方式与许多陌生人进行交易，而不必把交易局限在自己熟悉的、了解的人们之间。

2. 时空界限的打破。

"互联网+"的出现还导致了生产交易的全球化和社会化。生产全球化是指某一产品价值链由不同国家的不同企业共同生产完成，其生产的国家边界和企业边界被突破，原本企业内部的生产经营行为延伸到其他企业，在生产经营分工的基础上，企业各自从事同一产品价值链的不同部分的生产。在"互联网+"降低交易费用、扩大市场范围的基础上，企业生产采取相比以前生产效率更高的方式——整合各行业、各地区企业的比较优势。各企业通过专业化分工，专注于提高某些零部件的生产熟练程度或提高某一环节的生产效率，在交易费用降低的情况下，减少了各企业在交换中的摩擦成本，交换阻碍变小，提高了交换效率，从而提高了生产效率并降低了生产成本。最典型的是产品生产各流程环节、各零部件生产分布于各个地区、各个行业、各个企业，生产企业充分利用各企业间的比较优势，使各主体生产比较优势得到发挥，提高了资源利用率，资源配置得到极大优化。

从企业的层面来看，在生产和交易中，除特定部件或过程外，剩余大多数都在同一企业内完成生产，企业间部件生产贸易和交流较少，生产社会化、全球化程度低。企业生产往往注重产品整体生产，较少侧重于提高某一环节或零部件生产的熟练程度，企业比较优势难以发挥，在此情况下，企业生产受限，其生产市场范围较小。在大力推广和应用"互联网＋"模式之前，企业生产的数字化、网络化、智能化程度较低，生产信息系统的集成程度和生产要素的优化配置有限，生产效率较低。企业生产中的车间配送、生产产品与市场需求的契合程度、对多种类原材料的需求与供应状况等，都因技术受限使其优化程度不佳，导致交易成本的增加。

企业在传统经济模式中，不但交易成本高，而且供给和需求不适应。企业运营主要涉及两个流程：企业内部流程和企业与客户之间的外部流程。在内部流程中，产业链上下游的专业化分工要求在不同企业之间进行交易。此时，企业成本主要包括交易成本和竞争成本：竞争充分的市场结构会降低下游企业生产成本，而竞争不充分的市场结构则会增加下游企业生产成本；而且产业链条涉及设计、研发、仓储物流、生产制造、销售，不同分工对应着不同的成本和利润。在外部流程中，供给方与需求方之间涉及多层交易，包括企业与企业之间的交易，还包括企业与客户之间的分销商、中间商、渠道商等各方交易。在这种模式中，交易链条过长，不仅会增加交易费用，还会导致信息的不准确，造成供给和需求不匹配等问题。

另外，在"互联网＋"经济模式下，这种转变需要建立在对技术创新和制度创新的信念基础之上，尤其是有必要建立起供需信息传递和匹配的机制以及交易的信用监督机制。在传统经济模式中，信用主要是通过非正式制度安排来解决的，即交易当事人之间的相互信任。而在互联网时代，实时网络能够准确识别个人身份和消费记录，此时交易双方的关系发生根本变化，也就是说，交易双方不再是完全的陌生人，而是进入一个"熟人"社会。互联网使交易双方的成本发生变化，如果个人在交易行为中出现不当行为，投入成本会变得非常高昂，而且受害者搜索逃逸人的能力提高，搜索成本变得非常低。此时，交易双方的信息处于

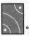

基本对称和透明的状态，使得与陌生人交易成为可能，这使市场交换的潜力大大增加。

第三节　"互联网＋"的特点

对于"互联网＋"的特点，大多学者将其与某一具体领域相结合共同研究，很少有学者专门对其特点进行研究。其最重要的特征是将互联网与企业结合，跨界融合创新。首先，"互联网＋"因其技术优势能够实现信息、交易超越时间与空间限制，各主体之间沟通、交易成本不断下降，为跨界企业的产生、创新创造了条件。其次，"互联网＋"不仅被各商家广泛使用，也被中央和地方政府所重视，将其与政策、产业发展指导相结合，已被提升到国家战略层面，它必须与各个行业相结合，使各行业利用互联网进行行业升级、生产改进、融合创新。"互联网＋"只是一种手段，在与各行业不断结合中做到"一纵一横一新"，既要注重纵向深化，加速互联网与各行各业融合，也要重视横向发展相协调，从经济领域向其他各个领域发展，如政务、生态建设等，还要使纵横交汇融合带来创新，推动产业发展，促进中国经济质的转变。现如今，各大产业纷纷利用"互联网＋"手段对产业进行升级再造，但终其结果而言，其升级创新也必然是为交易服务，而在产业之间或跨产业交易中，影响主体的最终为生产者和消费者，因此，本节将从供给侧和需求侧两个角度对"互联网＋"特点进行分析。

一、从供给侧角度分析

（一）信任机制进化，边际成本下降

1. 机器信任的发展。

各企业利用互联网技术，极大地降低其边际生产成本，甚至边际生产成本趋于零。"互联网＋"促进了各传统行业的转型升级，利用技术和信息优势，降低转型升级成本；同时，"互联网＋"通过减少中间环节、促使信任机制进化以降低信任成本等方式，降低了交易成本。

传统的契约制度表现为一种相对单一的信用机制，导致交易的信任成本高昂。信用是一个人能够履约的能力，或者说是对一个人能够履约的期望值，包括个人行动的承诺履约和个人对商品的承诺履约。信用具有累积性，表现在横向上的累积和纵向上的累积。前者是指在同一个时段内，一个个体和不同合作方进行

合作所形成的信用的积累，后者则是指时间的积累，即两个个体之间重复合作形成的信用的积累。在现代经济社会中，人们在考虑一个人的信用时，既要考虑其诚信度，又要考虑其履约能力。信用机制是一种经济活动的方式，是人类社会生活的伦理道德规范和经济交往准则，连接着整个经济活动，在商品交换中发挥着重要作用。

而信任是个人在双向或多方合作中对他人（合同）的承诺的普遍可靠性的信念，是任何社会合作的基础，是社会复杂化的简化机制，体现为一种人与人之间的关系状态，包括对一个人或组织的行动的信任，以及对一个人或组织的产品的信任。信任具有时间差、不对称性、不确定性和一定的主观倾向和意愿等性质。时间差是指行动和兑现必然滞后于诺言和约定；不对称意味着受托人与受信任人之间的信任彼此不对称；如果信任是确定性的，那就没有风险，也没有信任；信任的主体是人，而人本身具有某些主观倾向和愿望。信任机制是指在社会经济活动参与者之间建立信任的一种制度化和规范化的方法，是由双方信任产生的规则的设计和安排。

在交易中，交易主体很难摆脱"有限理性"的限制和"机会主义行为"的倾向。当双方签订合同时，他们会受到对方完整性和违约成本权衡等因素造成的信息不对称的影响，在签约过程中需要反复博弈。合同达成后，实施过程与结果也受到合同本身、交易主体履约意愿和能力等的影响，产生难以规避的操作风险和违约风险。而区块链的低成本信用创造机制很好地解决了上述问题。随着互联网技术的纵向发展，区块链技术一度被业界认为是新一代革命，该技术凭借"无需任何可信的第三方"的特征，以点对点的体系挑战了传统互联网体系。区块链技术基于数学原理（非对称加密算法）重构信用创造机制，通过算法为人们创造信用，从而达成共识认可。参与者之间不需要了解对方基本信息，也不需要借助第三方机构的担保或保证来进行可信任的价值交换。

2. 边际成本的下降。

制度的产生源于降低不确定性的需求，通过对符合制度规定的行为进行认可和鼓励，对违反制度规定的行为进行惩戒，引导人们将自己的行为控制在一定的范围内，从而达到降低交易成本的目的。

边际成本是指新增一单位产量时导致的总成本增加量。里夫金认为，未来随着通信互联网、能源互联网、物流互联网的发展，生产制造、交通运输、能源和信息的成本将大幅降低，每个人都开始生产并分享各种产品或服务，生产力的极大提高能够将边际成本减少到趋近为零，从而形成基于零边际成本的协作共享经济。

基于"互联网+"背景下的"零边际成本"趋势，诸多信息设备的平均价格明显降低。自计算机普及以来，特别是在现阶段的智能手机时代中，信息设备在使用成本和数据的应用能力上提升了数倍，但价格却极大下降。在工业经济时代，能源是提升经济的主要因素，对经济增长起到了至关重要的作用。机器资本和劳动者绩效属于剩余部分。在"互联网＋"时代，这种模式已经彻底改变了。目前，能源结构在悄然发生改变，化石燃料能源的使用在逐渐下降，可再生能源在市场上的份额上升速度较快，作为绿色可再生能源，其边际成本几乎为零。与此同时，部分产业领域的生产成本也在大幅度下降，产品逐渐丰富，产品价格下调。随着市场经济的进一步发展，生产制造业还可能持续降低价值，充分利用遍布其产品的传感器和网络连接机器。例如，海尔的沈阳互联工厂通过打造自动化、智能化的生产线，搭建信息化、数字化信息系统，率先建立了企业与用户需求数据无缝对接的智能化制造体系，在数据实时共享的基础上实现智能生产，每10秒钟就能下线一台冰箱，其高效的生产率降低了产品的边际生产成本，从而降低了产品的价格。

（二）生产限制打破，生产能力提高

1. 突破生产时空限制。

"互联网＋"打破了传统生产的限制，提高了供给主体的生产能力。一方面，"互联网＋"打破了传统生产中的时间、地域限制，生产力得到释放，生产不断转向社会化、全球化；另一方面，信息不对称、信息不充分等问题得到缓解，平台的出现极大地改善了供给方的生产能力，降低了供给侧的宣传、运营成本，同时，新行业的出现也使得生产能力急剧扩张，一些地下行业的合法化亦扩大了供给主体的生产能力。

在互联网浪潮的冲击下，传统商业模式难以适应快速变动的市场需求，而互联网则为其转型提供了有力的技术支持。制造环节是传统制造业生产过程的核心环节，同时也是大规模生产制造的基本环节。伴随着市场需求环境的变化以及消费者个性化需求的提升，以流水线为主要特征的统一生产制造方式越来越难以满足消费者的多元化的需求，而借助于日益发展的互联网技术，传统的生产方式逐步发展为小规模、分散型、定制化生产模式，并进而发展为大规模的定制化生产方式。例如，在原材料采购过程中，互联网平台创新了传统原材料的采购方式，通过互联网建立起包括交易双方、服务部门、支付机构在内的信用平台，保证采购过程中涉及的保险机构、金融机构、供应商和客户的高度整合与兼容，并紧密结合参与主体的经济利益，促进原材料交易信息的流动和传播，加速多元化制造资源的有效协同。互联网可为实现内部原材料系统管理提供技术保障，利用互联网，制造企业可以建立内部材料采购成本管理系统以及相关数据管理中

心，将相关部门的信息整合到同一系统平台内，便利企业采购流程，提高采购效率。

随着生产全球化的发展，国际合作不断增加。我国积极鼓励制造企业依靠先进的互联网技术构建大型全球经贸平台，实现采购、生产、销售等环节的全球化发展，进一步加深与欧美等国家零售商的合作关系。通过互联网公共信息服务平台及时发布海外需求等有关信息，企业可直接利用和整合国外优秀人才、科技和资源，对外进行投资，绕开贸易壁垒，进入国际消费市场，从而开展有效的国际产能合作。同时，企业对互联网平台和大数据技术的利用，促进企业通过海外并购等手段获取境外的先进技术、研发能力、国际品牌和销售渠道，提高国际地位，极大地提高了企业的生产能力。

2. 供给侧生产能力提高。

互联网平台企业不仅是互联网产业中发展较快、影响较大的企业，也是颇具争议的社会焦点。平台是一种有形或无形的空间，可以导致或促成双方或多方客户之间的交易：淘宝是 C2C 的第三方平台，连接了买家和卖家；脸书（Facebook）是一个连接了第三方应用程序提供商和消费者的 SNS 平台等。当具有不同需求的两种或更多类型的消费者产生交易时，会存在诸如市场信息不对称和消费者"搭便车"等问题，这些问题使得交易双方或多方很难把相互之间产生的外部性内部化，因此，平台需求应之而生。

平台经济是推动经济转型发展的重要引擎，能够极大地提高生产力。首先，平台能够通过对产业资源、市场资源的整合，为企业提供广阔的发展空间，鼓励企业进行持续创新，以获得和巩固竞争优势。企业为赢得更多客户，就必然加强技术、产品或服务、品牌宣传等的创新，这类创新可推动整个产业的发展，如苹果的应用商店模式就引来了众多企业效仿，从而带动软件开发等一系列产业的创新发展。其次，平台具有集聚效应，作为创造和集聚价值的桥梁，能够推动整个产业的资源向平台倾斜，引领新型增长：谷歌创建了一个信息收集和共享平台，Facebook 创建了一个人们聚集联系的平台等。再次，平台有助于加快制造业服务化转型，实现产品制造链和商品流通链的有效衔接，最为典型的是各类电商平台创新营销模式，创造了新的盈利点。人们的日常生活模式和社交结构也被平台经济推动着变革，人与人之间的交流和信息流动加速、消费方式改变、信息消费迅猛发展等都体现出平台经济是交易模式转变的重要推动力。最后，各种新型产业的出现亦扩大了供给侧的生产能力。人工智能、VR、微信营销、在线教育、智能家居……它们的出现都促进了生产力的提高。以人工智能为例，我国政府于2017 年发布了《新一代人工智能发展规划》，确定了人工智能的战略地位，预计2020 年我国人工智能行业规模将达到 700 亿元人民币。2016 年，我国人工智能领域的投融资达到 26 亿美元，位列全球第二位①。据预测，VR/AR 产业规模在 2020 年也将达到 1070 亿美元，索尼、微软、Facebook 等国际巨头都纷纷布局了 VR 硬件，国内的 33 家 VR/AR 企业也在半年内完成了 12 亿元人民币的融资②。

（三）生产供给扩张，产品种类多元

1. 生产者能力扩张。

随着公司产能的扩大，产品种类也越来越多元化。一方面，随着信息不对称等问题的缓解，且各类平台的诞生充当着供需双方信息沟通的桥梁，企业能够更加及时地对消费者的需求做出反应，调整企业生产计划和规模；另一方面，企业为提升生产者剩余，提高自身对市场和多样化需求的适应性，企业生产由标准化产品向个性化产品转变。面对全球经贸体系内日益激烈的国际化市场竞争与传统贸易屏障的打破，企业必须思索更有效的竞争优势以掌握市场需求，改变产品开发生产模式。产品由大量、专一化生产转为根据需求生产少量、多样化的产品，其开发速度加快、开发时程缩短，由垂直整合变为扩大外包，生产商依据跨区域的信息共通与分享设计生产个性化产品与服务。

消费者网购中展现出的日益强烈的个人主义色彩正在主导新型网络购物模式。2014 年底，中央经济会议指出，从消费需求的角度来看，过去中国的消费具有明显的模仿型排浪式特征。如今，模仿型排浪式消费阶段基本结束，个性化、多样化消费渐成主流。C2B 的快速发展，带来了消费者和厂商更加直接和积极的互动：厂商直接获取消费者需求，定向生产，精准营销，减少库存，不断满足消费者对个人定制和独特性的需求。十三五规划中明确提出，要以互联网为渠道和手段，实现绿色消费、信息消费和个性消费，重点着眼于国内消费需求的挖掘。

在互联网营销背景下，网络消费者具有更大的选择空间和选择余地，其选择范围是全球性的。因此，企业要积极采取相应的手段来满足消费者的个性化需求。网络是信息传递的高速通道，企业和消费者可通过互联网实现及时的信息交互。消费者通过互联网对产品的质量和服务的质量与功能提出自己的看法，企业通过网络大量搜集消费者对于产品的反馈情况，同时，根据消费者的反馈信息，对公司的产品和服务及时改进和调整，并通过互联网将企业产品的特性和企业的文化传递给消费者，不断满足消费者个性化需求，生产出多元化产品和服务。

---

① 《中国人工智能去年融资 26 亿美元成全球第二"吸金"地》，新华网，http：//www. xinhua-net. com//fortune/2017－07/04/c_1121260605. htm。
② 《2018 年中国互联网产业发展现状及发展趋势分析》，中国产业信息网，http：//www. chyxx. com/industry/201803/622376. html。

2. 供给侧产品多样化。

随着消费者需求的个性化、多样化发展，企业为提高自身对市场的适应能力以及提高自身竞争力，不断对产品及服务进行升级改造，努力挖掘开发创新型产品或服务。在此情况下，企业竞争者较少时，可获得较高市场价格，且创新型产品可快速占据市场份额，控制客户资源，赢得人气，利于企业产品在市场中地位的巩固。以保险行业为例，近年来，越来越多的个性化、创新型保险产品不断出现：某保险公司推出"熊孩子保险"——若被保险人的未成年子女造成第三者的人身伤亡或财产损失，最高可获赔4万元；某产险推出"电影票取消险"——保费2元，若被保险人取消观影，无需任何理由即可获赔电影票票面金额80%的赔付；有些公司还分别推出了"吃货险""夜猫子险""喝醉险"等各种创新型保险产品……企业通过个性化产品开发新的客户资源，以个性化产品开路带动保费增长，拓展市场空间，占领市场份额，提升保费收入。

传统生产模式有许多弊端，目前，传统行业产能过剩等问题都与传统生产模式有关。我国长期以来实行大规模生产，以获得最低生产成本下的最大产量和最高利润，在此模式下，市场是产品的市场而非客户的市场，企业关注于客户对价格便宜的产品的追求，忽略了客户真正的多元化需求。企业之间的竞争重点不再是生产规模和生产成本的较量，大规模生产模式下的企业，为追求规模经济效益和获取垄断利润，以兼并、联合等多种手段扩大企业规模，很大程度上阻碍了竞争者的进入，限制了公平竞争，同时增加了管理上的难度和创新上的惰性，不利于资源的有效配置。

网络下的定制化生产促使产品更为多元化、个性化，其与原先的量化生产模式之间存在着根本性的区别，企业从以自身为中心的制造模式转变为以客户为中心的制造战略，实施以客户为中心的定制化生产制造战略，快速响应客户需求，在短时间内提供高质量和低成本的成品，根据客户需求快速重组业务流程，一切着眼于快速完成整个商务过程，采用以客户为中心的拉动式生产方式。

国务院发布的《关于积极推进"互联网＋"行动的指导意见》中提出，"互联网＋"协同制造是重点行动之一，要在重点领域推进智能制造、大规模个性化定制、网络化协同制造和服务型制造。在"互联网＋"协同制造模式下，企业不再专注于自上而下控制生产，不再从事单独的设计与研发、生产与制造、营销与服务环节，而是从顾客需求开始，到接受产品订单、寻求合作生产、采购原材料或零部件、共同进行产品设计、生产组装，整个环节都通过互联网连接起来，进行实时通信，确保最终产品满足大规模客户的个性化定制需求。

（四）创造系统收益，实现交叉补贴

1. 系统收益的实现。

收益在亚当·斯密的《国富论》中被定义为"那部分不侵蚀资本的可予消费的数额"，把收益看作财富的增加。"互联网＋"提供了大量平台与信息渠道，使得各商家在消费者不断增多的同时，也面临着越来越多的竞争者。各商家利用互联网平台，纷纷向消费者大打优惠牌，一方面以宣传来吸引消费者，另一方面依靠低价商品或服务妨碍竞争，保证其市场主导地位。交叉补贴战略则是其中的一种，它是各商家通过优惠甚至亏本的价格出售产品，从而达到促进销售盈利产品的目的。企业一方面提高进入盈利产品行业的壁垒，另一方面不断加强基本产品与盈利产品间的联系，有助于交叉补贴战略的实施。企业被鼓励进入基本产品行业，在促进基本产品销售的同时推动盈利产品的销售，而对于盈利产品行业，企业则积极通过专利注册、市场营销活动等方式提高进入壁垒，使消费者了解购买其盈利产品的必要性。

在本书中所要强调的由"互联网＋"带来的收益是指系统收益，如互联网共享单车的出现便利了消费者的出行，消费者所需支付的价格极低甚至近于零，而消费者从中所获得的利益并未被共享单车企业内部化，这部分的收益则是其创造出的系统收益。

2. 交叉补贴的类型及形式。

通过交叉补贴，消费者可获得各种各样的"优惠产品"：赠送的礼品、免费的杀毒软件、试用产品等。根据交叉补贴实现的类型不同，可将交叉补贴主要分为四种：第一类是付费产品补贴优惠产品。在这种类型中，商家为销售某种或某些产品，以低于其成本价的价格出售，或直接以赠品的形式送给消费者，而实际上这类产品的利润早已分摊到了其付费产品中。例如，当其他的电子游戏商家以很高的价格出售游戏主机 Xbox360 时，微软公司以远低于主机的价格出售主机，而其利润来源于游戏软件商家的提成。第二类是付费群体补贴优惠群体。这类策略旨在对某些符合一定条件的群体实行优惠策略，而其他人则为优惠群体提供交叉补贴。对于数字化产品，付费人群较少，大多用户都是免费试用的，数字产品则会遵循"5%定律"，也就是说，5%的付费用户是其收入的来源，而他们提供的免费服务的成本非常低。第三类是通过第三方实现交叉补贴。这种交叉补贴类型由第三方参与进行，例如银行向符合一定条件的消费者免费提供信用卡，而向商家收取刷卡的手续费。第四类是非货币形式。生产者提供消费者感兴趣的精神财富，而消费者通过与生产者在网络上的互动等让生产者获得充分的关注度，生产者也就实现了其非物质上的追求。

除对上述分类的理解外，交叉补贴还有其他的表现形式，以舞会对女士免费、男士收费为例。女士的在场会增加男士去舞会的概率，而女士免费则会增加舞会中女士的数量，相应地，会有更多的男士去舞会进行消费，在舞会中的女士实则也是男士的消费内容之一，即女士的免费消费换来的是男士对女士的消费以及男士的收费消费，这也是交叉补贴的一种形式。

传统行业中的交叉补贴研究常集中于电力行业、社会企业的交叉补贴定价，互联网的迅猛发展则改变了传统的经济运行模式，造就了大量以互联网为载体的新兴行业。交叉补贴除存在于垄断行业中之外，还大量存在于网络中介之中。作为一类纯粹的信息型中介，网络中介最根本的作用就是为用户提供潜在的交易方的信息，节约用户的搜寻成本。大多数网络中介仅向部分用户收取访问费或交易费，另一部分用户不但免费，甚至还能获得其他形式的折扣，如易趣网只对注册为卖家的用户收费，注册为买家的用户则无须缴纳任何费用，在免费使用网站提供的信息之外，还可享受卖家答复通知、代理出价等附加服务。网络中介服务的非对称网络效应是网络中介交叉补贴的根本原因。一般来说，一个网络中介拥有的卖方用户越多，吸引买方用户就越容易，同样，卖方用户在选择网络中介时也会非常关心买方用户的数量，但实际上用户并不关心网络中介连接的同类用户的数量，影响其对中介服务质量评价的是注册到网络中介上的另一类用户的多少，即非对称网络效应。

在互联网经济下，交叉补贴使用范围越来越普遍。通过交叉补贴，客户得到了实际的优惠，又增强了体验感；对企业而言，交叉补贴则带动了盈利产品甚至整个产品线的营业额和利润率，达成客户和企业的双赢效果。

二、从需求侧角度分析

（一）买卖合约向租赁合约转变

1. 买卖合同及其特征。

"互联网＋"的持续发展推动交易合约方式在信任机制不断进化的过程中由买卖合同向租赁合同转变。在买卖合同中，一方当事人的交易意图是出让物品的所有权，获取价金；对方当事人的交易意图是支付价金，获取物品的所有权。而在租赁合同中，物品所有权仍属于出租人，出租人仅将物品的使用权、收益权授予了承租人。在交易中，消费者在很多情况下无须拥有产品或服务的所有权，以共享单车为例，消费者往往只为解决"最后一公里"问题，他们想要的是自行车的临时使用权而不是所有权，所以消费者无须为此专门购买一辆自行车。在这种情况下，厂家大批量生产共享单车，降低了单车的边际生产成本，而消费者为使用权所支付的价格也往往低于为所有权所支付的价格，降低了交易成本。

买卖合同是指出卖人转移标的物的所有权于买受人，买受人支付价格的合同。其中，转移所有权的一方为出卖人或卖方，支付价款而取得所有权的一方为买受人或买方。买卖合同的主要特征有以下五点：第一，买卖合同是有偿合同。买卖合同的实质是以等价有偿方式转让标的物的所有权，即出卖人转移标的物的所有权于买方，买方向出卖人支付价款，这是买卖合同的基本特征，是有偿民事法律行为。第二，买卖合同是双务合同。在买卖合同中，买方和卖方都享有一定的权利，承担一定的义务，且其权利和义务存在对应关系，是双务民事法律行为。第三，买卖合同是诺成合同。买卖合同自双方当事人意思表示一致时就可以成立，不以一方交付标的物为合同的成立要件，当事人交付标的物属于履行合同。第四，买卖合同一般是不要式合同，即买卖合同的成立、有效并不需要具备一定的形式，法律另有规定者除外。第五，买卖合同是双方民事法律行为。买卖合同的类型包括分期付款、样品买卖、试用买卖、拍卖和房屋买卖五类。分期付款是指买受人将其应付的总价款，在一定期限内分次向出卖人支付的买卖合同；样品买卖又称货样买卖，是指标的物品质依一定样品而定的买卖，其意义是出卖人提供的一种质量担保；试用买卖又称试验买卖，是指合同成立时出卖人将标的物交付给买受人试用，买受人在试用期间内决定是否购买的买卖；拍卖是指以公开竞价的形式，将特定物品或财产权利转让给最高应价者的买卖方式；房屋买卖合同是指出卖人将房屋所有权依约转让给买受人所有，买受人支付价金的买卖合同。

2. 租赁合同及其发展。

租赁合同是指出租人将租赁物交付给承租人使用、收益，承租人支付租金的合同①。其中，提供物的使用或收益权的一方为出租人，对租赁物有使用或收益权的一方为承租人。租赁合同主要有以下三点特征：首先，租赁合同是转让租赁物使用收益权的合同。承租人的目的是取得租赁物的使用收益权，出租人也只转让租赁物的使用收益权，而非转让其所有权，合同终止时，承租人必须返还租赁物，这是区别于买卖合同的根本特征。其次，租赁合同是双务、有偿合同，交付租金和转移租赁物的使用收益权之间存在着对价关系，交付租金是获取租赁物使用收益权的对价，获取租金是出租人出租财产的目的。最后，租赁合同是诺成合同，其成立不以租赁物的交付为要件，当事人只要依法达成协议合同即告成立。

随着互联网技术为互联网平台的出现与运用提供技术条件，大量互联网租赁

---

① 法律出版社法规中心：《合同法一本通》，法律出版社 2004 年版。

平台的出现使得消费者对产品或服务的短期需求以租赁为主，交易方式由买卖合同向租赁合同转变。这种转变并非只从"互联网＋"时代开始的，但在行业发展初期，由于我国经济基础薄弱，金融体系搭建不完善，抗风险能力较弱，整体发展历经波折，我国的租赁行业并不发达，规模较小。由于互联网技术的不断创新与运用，行业状况不断得到改善，租赁行业不断发展壮大，虽与发达国家仍存在较大差距，但从行业整体情况来看，其发展速度与规模已实现较大突破。

近几年，随着年轻人消费观念的改变以及对租赁需求的升级，大力发展租赁市场的趋势已经日趋明朗，消费者的交易现象从购买到租赁，转变的频率越来越高。在政策支持下，我国融资租赁企业飞速发展，截至2018年企业突破1万家，数量在8年间增长了65倍。

中国租赁联盟发布的《2018年中国融资租赁业发展报告》显示，截至2018年12月底，全国融资租赁企业（不含单一项目公司、分公司、SPV公司和收购海外的公司）总数约为11777家，较2017年底的9676家增加了2101家，增长率为21.7%[①]。

从市场渗透率来看，近年我国租赁行业业务量规模迅速扩张。若分别用固定资产渗透率（租赁行业交易总额/全年社会固定资产投资完成额）和GDP渗透率（租赁行业交易总额/全年国内生产总值）进行衡量，固定资产渗透率和GDP渗透率从2012年的6.38%、4.97%上升至2017年末的9.59%、7.33%[②]。

我国现阶段规模不断扩大的租赁行业一方面得益于消费者对产品或服务的需求由所有权向使用权转变的大量增加，另一方面更为重要的是信任机制的不断进化为短期需求的供应提供了条件。大量互联网租赁平台的出现不仅基于我国互联网技术的提高和经济发展程度的提升，信任机制的进化也是其产生的必要基础。正是由于信任机制的进化改善了交易双方的信用情况，互联网租赁平台才能够搭建一个将租户与被租户连接起来的平台和桥梁，从而方便租户与被租户的交流和协商。同时，在信任机制改善的基础上，供给侧改革加强了对产品或服务的管理与监督，扩大了对使用权的出租与销售，从供给侧角度促进了租赁行业的发展，促使买卖合同向租赁合同转变。

经过近几年的不断创新和积累，目前中国的租赁市场渗透率仍然远低于欧美国家市场的渗透率。我国租赁市场规模仍有较大提升空间，在管理水平上相对成熟的市场有待进一步提升，远未能充分满足经济发展的实际需求。随着行业成熟

---

① 中国租赁联盟、天津滨海融资租赁研究院、联合租赁研发中心：《2018年中国融资租赁业务发展报告》，2019年。

② 《2018年中国融资租赁行业发展现状及市场前景预测》，中国产业信息网，http://www.chyxx.com/industry/201805/645765.html。

度的提高，融资租赁公司还将朝着差异化、专业化、国际化的方向发展，进一步提升行业的服务水平和自身竞争力。

（二）消费者与生产者角色模糊化

1. 消费者与生产者角色间的转换。

一般来说，消费者角色包括消费倡导者、决策者、影响者、购买者和使用者。消费倡导者指的是当消费者本人拥有消费意愿，或认为他人有消费的必要，或认为他人进行了某种消费之后可以产生所希望的消费效果时，会倡导别人进行这种形式的消费。消费决策者是指消费者有权单独或在消费中拥有与其他成员共同做出决策的人。消费影响者即以各种形式影响消费过程的一类人，包括家庭成员、邻居、同事等。消费购买者即做出最终购买决定的人，也可理解为直接购买商品的人。消费使用者是指最终使用、消费该商品并得到商品使用价值的人，又称"最终消费者""终端消费者"。

随着物质的极大丰富化，供给侧与需求侧之间的态势逆转，加之信息传播渠道的丰富，消费者的角色已不再局限于"消费"，而从消费拓展到受众，以及媒体的角色。在生产力大大提高之后，商品和服务的供给能力远远超过消费者的消费能力，消费者对商品和服务的选择，将不再局限于仅满足生理或功能性的需求，而商家为使消费者选择自己甚至忠于自己，除了在产品和服务的功能上下功夫之外，还要积极增添情感内容，主动承担媒体的角色，这时，消费者就成了受众的角色。

"互联网＋"的基础之一的大数据作为一种柔性资源，缩短了迂回、低效的生产链条，促进了 C2B 方式的兴起，生产与消费将更加融合；与此同时，免费或较低的价格使消费者变成了生产者的一部分，消费者与生产者角色模糊化。这在很大程度上改善了信息不对称、不充分等问题，突破了生产者在由于信息缺失或信息不充分等问题上导致的生产限制，进一步扩大了生产者的生产能力。消费者的消费行为产生两类数据：一类是传统离散的可分数据，如统计局数据、工商局的企业注册数据、医院病人的数据等；另一类是可直接商业化的数据，如消费者位置、消费者的商品偏好等。后者是连续的、动态的数据，以时间、空间为基础前后联系，即将生产与消费相联系。各电商平台、金融服务机构等企业纷纷利用消费者数据，充分释放大数据的价值。以淘宝平台为例，其将消费者的浏览记录和购买历史数据，出售给广告商、销售门店或生产厂商，消费者在消费的同时亦成为产品或服务的生产者。

"互联网＋"的发展过程也是传统产业转型升级的过程。在过去十年中，这一过程呈现"逆向"互联网化的特征，从消费者在线开始，到广告营销、零售、到批发和分销，再到生产制造，一直到原材料和生产装备。在"互联网+"逆向倒逼的过程中，各个环节互联网化的比重也是依次递减。最先被互联网带动的是消费者，2019年8月，中国互联网络信息中心（CNNIC）发布了第44次《中国互联网络发展状况统计报告》，数据显示，截至2019年6月，我国网民规模已达8.54亿人，较2018年底增长2598万人，互联网普及率达61.2%，较2018年底提升1.6个百分点；我国手机网民规模达8.47亿人，较2018年底增长2984万人，网民使用手机上网的比例达99.1%，较2018年底提升0.5个百分点①。

2. 网络消费发展现状。

近年来，移动互联网快速普及，其基础设施的投资则来源于数以亿计的普通用户，也即数以亿计的用户是移动互联网基础设施的生产者。根据阿里研究院《"互联网+"研究报告》可知，在我国上亿网民中，83.4%使用移动上网，按每部手机1000元，两年更换一部手机计算，人们在移动设备上投资额是巨大的，几年内即可达万亿元级别。由于投资主体的变化，企业服务模式和控制权也发生了显著改变，消费者主导权增加，用手中的设备"投票"，直接决定企业的生死存亡，因此，信息经济的治理模式也将从原有的集中控制向依靠大众创新、共同治理方向转变。

信息技术的超常规速度发展，促成了信息（数据）量和处理能力的爆炸性增长。IDC于2012年12月发布的研究报告《2020年的数字宇宙：大数据、更大的数字阴影以及远东地区实现最快增长》提出，从2013年到2020年，数字宇宙的规模每两年将翻一番，2012年中国总体数据量占世界的13%，而到2020年将提高到21%。需要注意的是，这些数字信息（数据）的来源皆为消费者的日常消费交易行为。

以2017年京东"618"全民年中购物节为例，易观联合京东发布了《2017年中国网上零售年中购物节专题报告》，此次报告以京东大数据为基础，将"618"购物节的消费现状、用户消费行为进行深度解析，对购物节的消费变化及未来发展趋势做出全面解读，从而为生产者确定产品种类、产品数量、产品受众等生产行为提供了数据支持，在一定程度上打破了生产者由于此类数据信息的缺失而造成的生产限制，扩大了生产者的生产能力。而京东大数据则来源于上亿京东消费者，京东搜集了其消费者的消费人数、男女比例、消费领域、消费时间、消费偏好、支付方式等信息，认为消费者的关注点不仅有性价比等理性判断，更

---

① 《我国网民规模达8.54亿 使用手机上网比例达99.1%》，人民网，http：//media. people. com. cn/n1/2019/0830/c120837－31327776. html。

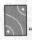

增加了彰显个性的情感诉求，从被动接受服务走向深度参与，从单一消费场景转向多元化消费场景。由此可以看出，此次报告的信息完全来源于京东平台消费者，可以认为，正是消费者产生了报告的信息资料，也即消费者是该报告的生产者。

除京东外，拼多多是另一类型的网络购物平台。该公司成立于2015年9月，是一家专注于C2B拼团的第三方社交电商平台。其独特之处是通过沟通分享形成"社交电商思维"：用户通过发起和朋友、邻居、家人或有相同需求的陌生人等的拼团，可以以更低的价格团购优质商品。与阿里巴巴等的"用户搜索商品"模式不同，拼多多的核心是人，旨在让商品来找到用户，根据消费者需求提供商品。在移动端，供给和需求的关系已经发生变化，用户成为主导，供给侧需要根据用户消费内容、商品的习惯做出选择。在拼多多App中，并不强调"购物车""搜索栏"，关注的重点是用户推荐、智能匹配，算法的智能推荐切实制造了大量新的消费需求，让用户感受到了更好的购物体验。无论是价格的降低还是商品种类更具针对性，都体现出消费者在交易中的主动性越来越强，需求侧对供给侧的作用越来越大这一特点。

（三）消费者需求日益多元

1. 消费者需求多样性及其体现。

消费者需求主要是指一种心理活动，这种心理活动会强烈地推动消费者去实现自己的目的，满足自己的需要。它是推动消费者进行各种消费行为的最普遍的内在原因，是实施消费行为前的一种心理倾向。需求是购买过程的动因和起点，离开人们的需求，一切商品就失去了它存在的意义。

消费者需求多样化主要表现在：首先，"互联网+"弥补了市场中的信息不对称，使得消费者的需求在短时间内被商家所了解，商家利用大数据以及网站、App中评价等，提取消费者信息，迅速捕捉消费者需求。其次，由于跨行业企业组织不断成立，满足消费者多样化的需求（如各大销售车票App的"抢票"功能、即时通信满足人们日常生活中必需的信息交流等）。且"互联网+"降低了创新成本，促使大量的创新型企业产生，产品服务更为多样，价格更为合理，消费者的需求日益多样化，增加了消费者剩余。随着产品或服务的日益多样化、丰富化，产品或服务的互补品也随之增多，进一步增加了产品或服务的种类及数量，消费者需求亦进一步多样化。

消费者需求的多样化基本体现在两大方面：一是不同的个体表现出越来越多样的生活需求；二是同一个体在不同的领域，其需求具有较大差异。随着"互联网+"不断满足消费者的需求，人们的消费形式和消费领域不断扩延，且心理需求层次逐步提高，在消费心理上追求的层面与范围也越来越广，总的需求领域在不断扩大。在心理追求上，消费者追求个性独立、自由的趋势愈加明显，消费产品除满足物质需要外，还追求表现个性、自我满足和优越性。在具体消费需求属性上，对同一种消费对象，不同个体表现出千差万别的追求：有的关注产品数量，有的关注产品质量，有的关注其具体成分或效用，有的关注其价格……

由于心理需要层次的提高，情感因素也在不断增多。一方面，物质生活的丰富必然导致对内在精神生活的追求，消费者的社会地位、形象意识亦在不断提高，使其更为注重感情的充实和维系；另一方面，人们工作、生活压力的增大，需要在精神上得到缓释，人们在选择生活手段、消费方式或购买商品时，感情化因素增多，对产品物质属性指标进行仔细比较和判断的投入减少，更多地根据自己的情感因素去选择商品。

2. 互联网对消费多样性的影响。

互联网技术提高了物质发展水平，促使企业营销水平不断提高，开发、满足消费者需求的手段和能力增强，新产品不断涌现，产品生命周期逐步缩短，刺激着人们新的消费追求；同时，"互联网+"使得满足需求的手段日益多样化、复合化，使消费者潜在需求实现的可能性提高，为追求新的价值提供了新的动力。

消费者需求在不断多元化的过程中，如前所述，也在倒逼着生产者不断扩大自己的生产供给，且这种生产供给更为个性化、更具有针对性。随着消费群体的日益细分以及消费者需求的日益多元，加之生产方的产品种类供给增加，最终产品种类愈加多元，且呈现出越来越多元的发展趋势。

在互联网时代下，移动互联网因其设备的移动化、便捷化，正在深刻影响和改变着人们的日常生活方式，其应用范围不断扩大，人们通过移动互联网获取信息数据资源的方式越来越便捷和及时，加速了本地化服务趋势的形成。在网络时代下，消费者需求的个性化、差异化等特征日益明显。长期以来，产品理念、企业理念、利润最大化理念相继引领市场，以至于产品工业化、标准化、单一化，使企业对消费者的购买需求未给予足够重视，致使消费者的选择性大大降低。随着互联网的发展，世界逐渐被网络覆盖和联系起来，消费市场变得越来越巨大，消费品更是多样。消费者在选择产品时，从最初的单一转向多元，从狭隘的地域转向全球范围的选择，促使消费者可以根据自己的需求，按照自己的想法、爱好选择商品。市场营销成为个性化市场，每一个消费者都是一个细分的市场，独立、个性化的消费成为主流。

消费者个性化的消费特征将不可避免地导致网络消费需求呈现差异性。不同的网络消费者生活环境不同，经历、知识水平、购买需求都不相同，对于产品的

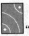

选择也就必然各有不同。网络消费者是由世界各地的网民组成，这就使得需求差异性更加明显，因此，企业必须在产品的整个生产过程中投入更多的精力和耐心，抛弃"生产什么就卖什么"的理念，从产品的构思、设计、制造，到产品的包装、运输、销售等，都深刻包含消费者的差异性需求，针对不同的消费者采取不同的措施和方法。

第二章

"互联网+"与制度变迁

第一节 制度变迁理论综述

一、制度变迁的概念

新制度主义制度变迁理论的研究目的,是要通过对制度变迁的考察揭示制度变迁对经济增长的决定作用。在经济学领域,关于制度变迁问题的研究,已经吸引了一大批学者的长期关注,常被人们共同关注的焦点主要是:第一,制度变迁受哪些因素的驱动;第二,制度变迁会对经济绩效产生什么影响;第三,制度是如何自然演化与进化的,其中国家(包括国家的产权管制)在制度变迁过程中起到了什么作用。

新制度经济学中的制度,是"一系列被制定出来的规则、服从程序和道德、伦理的行为规范",诺思称之为"制度安排"。制度安排是指支配在经济单位之间可能合作与竞争的方式的一种安排,旨在提供一种使其成员的合作获得一些在结构外不可能获得的追加收入,或提供一种能影响法律或产权变迁的机制,以改变个人或团体可以合法竞争的方式。制度变迁则是指一种制度框架的创新和破坏。由于人们的有限理性和资源的稀缺性,制度的供给是有限的、稀缺的,随着外界环境的变化或自身理性程度的提高,人们会不断提出对新的制度的需求,以实现预期增加的收益,当现存制度不能满足人们的需求时,就会发生制度的变迁。

拉坦(1994)认为,所谓的制度变迁是指:(1)一种特定组织的行为的变化;(2)这一组织与其环境的变化;(3)在这一组织的环境中支配行为与相互关系的规则的变化。诺思所谓的制度变迁,是指"对构成制度框架的规则、准则和实施机制组合的边际调整"，是由于制度环境的变化导致经济主体或行动团体之间利益格局发生变化，通过相互博弈所达成的新的制度安排。"经济变迁是一个无处不在，持续进行的增量过程，它是组织内的个体行为和组织内企业家每日每时进行选择的结果。"因此，新制度主义者所说的制度变迁，主要是指具体的制度安排的演化。舒尔茨（1968）从人力资本的角度出发，认为制度是经济领域的一个变量，制度变迁则是为适应人的经济价值的提高而引致的对新制度需求所进行的滞后调整。

二、制度变迁的内容及其变迁动力

（一）制度变迁动力

奥尔森（Mancur Olson，1965）认为，制度变迁的根源取决于利益集团的形成和发展，而不同利益集团对制度变迁有着不同的预期成本和收益分布。从制度变迁的需求方面来说，科斯（1960）认为，制度在变迁所获收益大于变迁所需成本时才会打破均衡，发生制度变迁。

托马斯等（1973）继承和开拓了科斯对制度变迁需求的分析，他们认为，当在现有制度结构下，由外部性、规模经济、风险和交易成本所引起的收入增加不能实现时，一种新制度的创新可能应运而生，并使这些潜在收入的增加成为可能。潜在收入来源主要有四个方面：第一，服从报酬递增的新技术应用及规模经济所带来的利润；第二，外部经济内部化带来的利润；第三，克服风险带来的利润；第四，交易费用转移与降低带来的利润。由于存在潜在利润或称外部利润，一项新的制度安排能够实现潜在利润或把外部利润内在化。

以上的分析忽视了制度变迁的供给方面。拉坦和速水等（1994）强调了制度供给中"知识基础"和"创新成本"的作用，并进一步阐述了上层决策者的收益在制度变迁中的作用。D. 菲尼（1988）还进一步提出了分析制度变迁的启发式框架，即从时间和空间的特定一点开始，最初阶段上的制度创新成为相继几个阶段上各种因素的组成部分，一个或几个外部因素的变化会冲击制度安排的某种起始均衡[①]。

制度均衡是指在既定的制度安排下：（1）已经获取了各种要素资源所产生的所有潜在收入的全部增量；（2）潜在利润仍然存在，但改变现有制度安排的成本

---

① 刘文革：《经济转轨与制度变迁方式比较：以中俄改革战略演变为背景的分析》，经济科学出版社2007年版。

超过潜在利润；（3）如果不对制度环境作某些改变，就不可能实现收入的重新分配，那么，现存的制度结构就处于一种均衡状态（即制度均衡）。制度均衡实际上就是现存的制度结构处于"帕累托最佳状态"之中，在这一状态中，"现存制度安排的任何改变都不能给经济中的任何人或任何团体带来额外收入"①。

制度安排的典型是产权制度，德姆塞茨（1967）认为当内部化的收益超过其成本时，产权就建立起来将外部性内部化是产权制度同时发生变迁。诺思和托马斯（1973）将西方世界之兴起归结为当人口压力导致相对要素价格变化时，有效的经济组织要求产权的修正使支配产权的制定的制度发生变迁。之后诺思将国家权力介入产权制度安排的供给引入制度变迁的分析框架，提出在竞争约束和交易成本约束下，面临双重目标的国家会导致低效制度的形成。诺思进一步认为报酬递增和不完全市场是决定制度变迁轨迹的两个力量，加之规模经济、适应性预期等自我强化机制，使制度变迁出现"路径依赖"和"锁定"这两种轨迹。文化传统、信仰体系，都是制度根本性的制约因素。

国家政府在制度中起着根本性的作用，决定着经济结构和经济发展。从短期来看，集权政府可以取得高的经济增长率；从长期来看，法制、保证合同执行的制度规则才是真正保证长期经济发展的至关重要的因素。拉坦和速水（1984）认为，由制度创新所形成的新收入流提供了利用政治资源来分割收益的激励，制度变迁可能是由政治家、官僚、企业家或其他人指导的创新努力的结果。

在制度演化方面，哈耶克（1988）强调社会秩序是人们在社会交往的相互调节中生成并经由一个演化过程而扩展的，且规则自身就能组织一种"人之合作的扩展秩序"。演化博弈论把哈耶克的制度演化思想模型化，用数学模型证明文化习俗等非正式制度是有两个以上演化稳定策略博弈中的一种博弈策略，而一个演化稳定策略必然来源于若干个纳什均衡。

（二）正式制度与非正式制度

就正式制度而言，杨立华、申鹏云（2015）通过对文献的梳理，认为其关键要素主要包括：第一，供给主体，即谁提供制度。制度由谁供给在很大程度上反映了供给者的特殊偏好，这种偏好往往对制度变迁的方向产生重大影响。第二，需求主体，即制度的主要受众是谁。在一些情况下，受众中强势利益群体的介入会在某些情况下改变制度变迁的方向，而多群体的参与及相互间利益的平衡更有利于保证制度变迁朝着符合多数受众利益诉求的方向发展。第三，供给方式，即制度是以单一的方式还是组合的方式被提供。制度提供的不同方式决定了其变迁

---

① 刘文革：《强制性制度变迁》，黑龙江人民出版社 2003 年版。

的持续性和实施的成本，这也是导致制度变迁方向发生改变的重要因素。第四，供给目标，即制度变迁要实现的目标是什么。参与主体的多元化使得制度变迁的目标也呈现出多元化的特征，多元化的目标间的协调整合结果便可能导致不同的变迁方向。第五，在制度变迁过程中各要素单独或相互作用产生的阻力或推动力，这一阻力或推动力往往表现为旧制度与新制度间的融合性，融合性越小，则更多情况下会产生阻力，反之则产生一定的推动力。一方面，各要素会以单独或组合的方式在制度变迁的过程中产生一定的阻力或推动力，进而对制度变迁的结果造成影响；另一方面，制度变迁的供给主体和需求主体也可能各自对制度变迁的供给方式和目标造成影响，进而影响到制度变迁的结果。

在非正式制度中，意识形态是最重要的，诺思（1981）的意识形态理论认为，在个人改变其意识形态之前，必然有一个经验与意识形态不一致的积累过程，仅仅依靠一套价值标准的单独变化是不能改变个人的观点和决定的，但违背个人合乎礼义准则的持续变化或影响其福利的有重大后果的变化，则会促使其改变意识形态。他强调，即使两个社会面临相同的相对价格变动并且建立起大致相同的初始制度，这两个社会仍然会在随后的变迁过程中，因文化传统和价值观上的差别而走上不同的道路，演化出相距甚远的制度安排。格雷夫（Greif, 1994）指出，人们不同的文化信念会导致不同的社会组织结构的形成，从而衍生出不同的制度安排，同时，在社会制度变迁中，不同的经济组织又通过吸纳新型博弈策略而改变所有的博弈信息，从而导致原来的博弈规则发生改变。青木昌彦（2001）沿袭着格雷夫的历史制度分析方法（HIA），认为制度的变迁是一种博弈参与者在博弈中不断修改其信念的心智过程，且当该信念不能产生预期的结果时，一种"信念危机"就会在参与者当中逐步产生，博弈均衡就会被打破直到新的博弈均衡出现为止。

三、诺思的制度变迁理论

（一）诺思的制度变迁内容

对制度变迁的研究影响最大的，是经济史学家道格拉斯·诺思（Douglass C. North）。1993年，诺思凭借在经济史方面的突出贡献获得了诺贝尔经济学奖，其主要成就就是用经济理论和数量方法来解释经济和制度变迁。诺思的制度变迁研究，注重从史学的角度，以具体的案例分析推绎研究思路和结论，注重融合主流经济理论，从主流的新古典经济理论出发，修正其假设条件，增加其所忽视的外生变量——制度。他强调，技术的革新固然为经济增长注入了活力，但人们如果没有制度创新和制度变迁的冲动，并通过一系列制度（包括产权制度、法律制度等）构建把技术创新的成果巩固下来，那么人类社会长期经济增长和社会发展是不可设想的①。

诺思的制度变迁模型是新制度主义者关于制度变迁的模型中影响最大、最具代表性和典型性的。该模型的一个基本观点是：制度变迁的动因在于行为主体期望获取最大的潜在利润或外部利润。这种外部利润不可能在现有的制度结构中获取，要获取外部利润就必须进行制度的再安排或制度创新。人们进行新的制度安排的目的，就在于使显露在现存的制度结构安排外面的利润内部化，使潜在利润转化为真正能够获得的利润。但并非有了潜在利润，制度变迁就会发生，因为制度变迁除了会带来收益，还会带来一定的成本。制度变迁成本和收益的比较对促进或推迟制度变迁具有决定性的影响。只有当潜在利润超过为获取这种利润而付出的成本时，行为主体才会推动实现制度变迁，制度创新才有可能发生。正如诺思和戴维斯所指出的，"如果预期的净收益超过预期成本，一项制度安排就会被创新。只有当这一条件得到满足时，我们才可望发现在一个社会内改变现有制度和产权结构的企图"②。

在《西方世界的兴起：一种新经济史》一书中，诺思指出，市场是一种经济制度安排，西方世界之所以能够崛起，就在于它发展出一种有效率的制度安排。诺思认为，社会需要技术进步是一回事，人们是否愿意投身于技术创新以及由此决定的技术进步率是否加速则是另一回事，"除非现行经济组织是有效率的，否则经济增长不会简单地发生"。

制度变迁的原因之一就是相对节约交易费用，即降低制度成本，提高制度效益。所以，制度变迁可以理解为一种收益更高的制度对另一种收益较低的制度的替代过程。诺思认为，制度变迁本身是经济发展的动态原因，具有自我循环累积机制，主张制度决定论，强调制度变迁比技术变迁更为优先且更为根本的观点③。

诺思首次成功地运用"路径依赖"阐释了历史上的经济增长和经济制度变迁，极大地发展了制度变迁理论。诺思基于制度变迁理论，认为技术进步、投资积累、专业化分工等不是经济增长的原因，而是经济增长本身。他认为，经济增长的原因要到引起这些现象的制度因素中去寻找，经济增长的关键在于制度因素，一种提供适当的个人刺激的有效的产权制度是促使经济增长的决定性因素。

诺思的学术研究从研究内容和理论兴趣来看，可划分为既相对区分又相互印证

---

① 武健鹏：《资源型地区产业转型路径创新研究：基于政府作用的视角》，山西财经大学博士学位论文，2012 年。

② 刘小怡：《马克思主义和新制度主义制度变迁理论的比较与综合》，载于《南京师大学报》（社会科学版）2007 年第 1 期。

③ 王泽填：《经济增长中的制度因素研究》，厦门大学博士学位论文，2007 年。

因而彼此补充的阶段：第一阶段是在对经济增长现象的解释中发现制度因素的重要作用；第二阶段是以经济史的经验材料为论证构筑制度分析的一般模型。诺思将经济增长作为经济史研究的核心，认为"经济史完全是一个不能产生一套导致持续增长的竞赛规则的经济故事"。诺思把前人关于技术演变过程中的自我强化现象的论证推广到制度变迁方面来，认为在制度变迁中，同样存在着报酬递增和自我强化的机制，因此，"人们过去作出的选择决定了他们现在可能的选择"。沿着既定的路径，经济和政治制度的变迁可能进入良性循环的轨道，迅速优化；也可能顺着原来的错误路径往下滑；弄得不好，它们还会被锁定在某种无效率的状态之下①。

(二) 诺思的制度变迁理论与新古典理论

诺思的制度变迁理论是在对新古典理论进行批判的基础上提出的。他认为新古典理论中有五个基本假设：第一，私人收益与社会收益相等；第二，由于增加自然资源存量的成本不变，因此新知识的获取与运用不存在收益递减；第三，存在储蓄正收益；第四，抚养儿童的私人成本与社会成本相等；第五，人们的选择与其期望的结果是一致的。

诺思对这些假设一一提出了批评。第一，他认为，私人收益与社会收益相等的条件是产权充分界定和零交易费用，但这种条件在人类历史上从没有发生过；第二，收益递减是随着科学技术的进步，直到现代才得以克服，在此之前，历史上大多数时期因科学技术进步缓慢，收益递减一直是困扰人类的一个最关键的经济难题；第三，储蓄正收益同样取决于产权结构，没有产权保障，储蓄率与资本形成率常是很低的；第四，抚养儿童的私人成本与社会成本相等的条件是不仅要有效控制人口出生，调整人们的生育决策，同时要改变增加人口的社会成本，而历史证明这一条件是不可能达到的；第五，新古典理论对经济史的基本推论所持的重要观点是，在不确定条件下（由于无人知晓决策的确切结果），个人盈利或福利的最大化是不可能存在的，但福利最大化的结果却出现了，这仅仅是因为在普遍存在稀缺性的情况下，竞争使得优胜劣汰。

诺思对制度变迁内容的分析，使用的方法大多是新古典主义的。如研究制度变迁的来源"相对价格的根本性变化乃是制度变迁的最重要来源"时体现的价格决定论；研究制度均衡是指"在各方的谈判力量以及一系列构成整个经济交换的契约性谈判给定的情况下，任何一方都不可能通过投入资源来重构合约而获益"时所体现的均衡思想；研究制度变迁的动力"改变协定或契约将能使一方甚至双方的处境得到改善，因此，就契约进行再次协商的企图出现了"时所体现的帕累

---

① 段银弟：《中国金融制度变迁的路径分析》，华中科技大学博士学位论文，2004 年。

托效率改进；研究制度变迁的路径"有两种力量形塑了制度变迁的路径：报酬递增，以及以明显思维交易费用为特征的不完全市场"时所体现的规模报酬等，都反映了诺思的制度研究使用的都是新古典的分析方法和思路。

第二节　制度变迁要素

制度变迁是创新和变异、接受和抵制交替进行的过程，它可以是一项新的法律规定的颁布，也可以是年轻人群体间新兴的行为方式。推动制度变迁的动力是节约交易费用，降低制度成本，提高制度效益。影响制度变迁的因素即会对交易成本和制度效益产生重要影响，根据制度产生方式、行为主体、制度实施、监督约束等的不同，影响制度变迁的要素也不同，本部分则重点分析影响制度变迁的各个要素。

一、资本

（一）资本的内涵

资本是人类创造物质和精神财富的各种社会经济资源的总称。资本主要分为三类，分别是制度或社会生产关系资本、人力资本和物力资本。制度或社会生产关系资本的提升或增值由社会政治思想等变革来实现；人力资本是指存在于人体之中的具有经济价值的知识、技能和体力（健康状况）等质量因素之和；物力资本则包括自然赋予和人类创造的两种。

社会资本常在社会学研究中使用，布迪厄把社会资本解释为制度资源的使用，他认为，"社会资本是与拥有本质上是制度化的相互了解与认同关系的稳定网络相关联的实际或潜在资源的集合"，社会资本在制度演化过程中降低了其交易成本，促进了制度演化。布迪厄的社会资本包括两个要素：一是社会关系，它允许个体利用集体所拥有的资源；二是这些资源的数量和质量。这些要素对推动制度的变迁具有深刻意义。他认为，社会资本是统治阶级维持和再生产本集团利益和维护本集团统治地位的投资。科尔曼认为，社会资本是不可见的，表现为信息通道，规范和有效的认可，关系结构中的承诺、期望和信任这三种形式。对于有关社会资本影响制度演化的机理，沃伦（1999）指出，在社会资本存量高的国家中，较高的信任水平使得官员更可能遵从社会规范，做出高质量的决策，从而改善制度绩效；纳克（2002）认为，在社会资本水平高的国家中，高水平的信任使得决策者与民众相互信任，决策者的决策能够得到民众的广泛支持，避免了民众对制度演化不确定性的怀疑和"囚徒困境"的博弈，有利于制度创新。信任居于社会资本理论的核心地位，它使合作变得更加容易。在建立于工具理性基础上的现代社会中，信任从小范围群体内的道德转向普遍性道德，这种转变会在社会成员之间形成高度抽象性的规则，成为为社会提供高度秩序性的规则。当具体的、较低层级的制度需要调整以适应环境变化时，基于信任而形成的可预见的局面为制度变迁提供了稳定的基础。

（二）人力资本与物力资本

人力资本积累不仅以劳动者为载体，通过提高劳动者的生产率直接促进经济的发展，还通过促进制度的变革和技术的进步以及提高物质资本生产率间接地影响经济发展。我国的制度变迁通过提高人力资本水平以及促进技术进步来促进经济的发展。从农村家庭联产承包责任制的推广到鼓励引导非公有制经济的发展，都是通过提高劳动者的积极性来达到改善效率发展经济的目的，同时教育与医疗制度的改革也均提高了人力资本水平。

随着人力资本价值的提高，企业契约从"物质资本独享剩余"向"人力资本与物质资本共享剩余"方向发展，人力资本价值的提高和产权特征，导致了人力资本产权得到重新界定，为相应的制度变迁创造了条件。从中国经济体制的变革过程中可以看出，人力资本价值提高是国有企业由不对等契约向市场化契约转变、人力资本配置机制由计划向市场转化的根本原因。

物质资本是同人力资本相对应的概念，是指为生产经营而投入的物资资源及发生的货币支出，包括厂房、机器、设备以及置办有形资产而发生的费用等。一般而言，在相同情况下，人力资本的投资收益明显高于物质资本的投资收益。康建英（2005）探讨了人力资本和物质资本对经济增长率的贡献，说明了物质资本是人力资本的基础，人力资本反过来对物质资本施加影响。孙敬水、董亚娟（2006）通过实证分析表明，人力资本和物质资本对国民经济的影响是显著的，虽然在对国民经济的贡献率方面，短期物质资本比人力资本贡献率大，但是长期来看人力资本比物力资本效果显著。经济的发展直接影响着制度的变迁，制度变迁旨在适应其发展，因此，物质资本与人力资本对制度变迁都起着直接或间接的作用。

二、技术

（一）技术的内涵

技术是制造一种产品的系统知识、所采用的一种工艺或提供的一项服务，是关于某一领域有效的科学的全部，以及在该领域为实现公共或个体目标而解决设计问题的规则的全部。每个公司都有技术，技术可以指一个组织将劳动力、资本、原材料和信息转化为更具有价值的产品和服务的过程。这个概念超出了它最初在工程和制造业中的含义，包括一系列市场营销、投资和管理流程。

重大技术变革不断影响着人类的政治、经济和文化生活。在人类历史的漫长岁月里，世界人均收入呈现周期性的上升和下降，人类长期处于贫困状态，陷入"马尔萨斯陷阱"。直到工业革命的出现，重大技术变革使世界经济摆脱了"马尔萨斯陷阱"。技术变迁对人类社会产生着重要的影响，关于其背后的动因，不同的学者有不同的研究结果，包括人口、资源、社会资本、阶级斗争、传统文化、国家能力、制度安排、利益集团等。

诺思指出：人都有好奇心，也有创新的欲望，关键在于"什么在决定着历史上发明活动的速度和方向"。诺思等人强调保护财产权这样的制度安排对激发重大技术变迁尤其关键。麻省理工学院经济学教授德隆·阿西莫格鲁（Daron Acemoglu）和芝加哥大学哈里斯公共政策学院教授詹姆斯·罗宾逊（James A. Robinson）（2012）继续采用类似的思路，指出英国工业革命的成功在于建立了一个包容性制度（inclusive institution）。

索洛（1956）将生产函数中所有形式的变更都定义为技术变革，他将产量的增加或减少、劳动力质量的提高以及同类实物都归属于"技术变化"因素。卢卡斯（2003）认为，技术超出了一般知识，是一种特定人群的亚文化。罗默（1990）认为，技术不同于人力资本，是一种非竞争性和非排他性的特殊投入品。

技术决定论将技术视为推动经济增长和制度变革的动态原因，并倡导技术变革来决定制度变迁。主张这种假说的学者们认为，生产方式的变化（即技术变迁）决定着生产关系的变化（即制度变迁），他们认为前者是一种更基本的动力，可以导致社会制度变迁。旧制度主义者凡勃仑（Veblen，1899）及其追随者们也都认为，技术是推动经济增长与制度变迁的动力因素，技术变革导致制度变迁。

支持技术与制度互动论假说的学者们认为，制度变迁是技术变迁与制度变迁之间的一个互动过程，不应该把两者割裂开来只强调其中一极，而应该把两者统一起来看作为一个互动的过程。拉坦（1978）认为，"导致技术变迁的新知识的产生是制度发展过程的结果，技术变迁反过来又代表了一个对制度变迁需求的有力来源"，他主张，"技术变迁与制度变迁之间相互依赖性很高，必须在一个持续的相互作用的逻辑中来进行分析"。①

历史总是在不断告诉我们，每一项新技术创新都伴随着阻力。早期的试用者

---

① 史晋川、沈国兵：《论制度变迁理论与制度变迁方式划分标准》，载于《经济学家》2015年第1期。

和风险承担者会欢迎新技术的到来，为那些通常观望等待技术成熟的公司开辟道路。随着开拓者们利用这些新技术创造巨大商业价值的现象越来越多，对新技术的需求就会上升，继而供应商和开源产品会源源不断地满足市场的需要。

（二）持久性技术与突破性技术

大多数新技术都是一种可以提高产品性能的持久性技术。一些持久性技术可以通过不连续性或突变性来表征，而其他技术则具有渐进性。所有持久性技术的共同点是，它们基于主要市场中大多数用户传统上重视的那些方面来改善定型产品的性能。一个行业中大多数技术的进步都以持久性为特征。

有一些技术至少在近期使产品性能变得更差，这种被称为突破性技术。突破性的技术带来的价值与持久性技术不同，对制度的变迁具有强大的推动力。总体来说，突破性技术的性能比主流市场中已定型的产品要差，但它们具有一些激进（通常是新的）用户喜欢的其他特性。因为突破性技术的产品通常更便宜、简单，更小，并且通常更容易使用。例如，本田（Honda）、川崎（Kawasaki）和雅马哈（Yamaha）在北美和欧洲推出的小型摩托车相对于哈雷·戴维森（Harley – Davidson）和宝马（BMW）公司制造的可以上高速公路的摩托车来说，就是突破性技术。

突破性技术虽然最初仅能用于远离主流的小市场，但它们依然具有破坏性，它们可能随后会在主流市场之内对已定型的产品具有性能上的竞争力。产品技术进步的速度往往超过主流用户所要求的或者能够吸收的性能改进的速度，技术进步也经常超过当下制度所要求改进的速度，因此，技术的变化速度常与制度的变化速度不一致，制度总是不断修正以适应技术的发展。

一般来说，技术进步可以比市场需求发展得更快，也可比制度的变化更快，其发展可以走在制度自然变化之前。供应商为了提供比他们的竞争者更好的产品，并赚取较高的差价和利润，他们会努力改进技术，给用户提供比他们自身的需求或他们最终愿意购买的更多的东西。更重要的是，供应商可能会创新技术以谋求潜在市场和潜在消费群体，因为与市场上的用户需求相比，今天的突破性技术性能可能还不够好，明天就可能在同样的市场中具有充分的竞争力。

本书认为，技术对制度变迁具有重要影响：技术改变了人们的生产方式，导致生产关系的变化，从而推动制度的变迁。同时，制度自身的变化亦会成为技术变迁的动力。

如今，远程在线教育、远程医疗等的发展如火如荼，其成立都需依赖于强硬的技术基础。远程在线教育能够便捷地采集数据，进行实时数据分析，具有自适应性，大数据和学习分析以及帮助教师、学校和学生科学决策，视频教学内容和直播教学在教育领域的持续高速发展促进了基于视频的学习和教学的发展。与此同时，越来越多的技术在教学和学习中的应用，促进了富技术环境下的学习研究、基于平板电脑的一对一数字化学习、课程统整，以及基于问题的学习（PBL）、STEAM教育在全球基础教育领域快速发展。远程医疗在医疗健康信息安全、远程医疗系统建设与评估、医疗云与大数据、医疗人工智能、5G＋医疗健康、互联网医疗等多个方面积极探索，努力实现数字化、智能化、网络化时代医疗健康产业发展体系与机制。

近年来，电商平台的发展更是繁荣兴盛，淘宝网仅"双十一"一天就可创造上千亿元的交易额，农村电商平台的建设也正成为农村经济新形态的内容之一。电子商务能够通过现代信息技术来实现整个商务过程中的电子化、数字化和网络化。因此，技术的发展造成制造生产、流通、商务等多个模式的改变，必然导致制度的改变与变迁。

三、主要行动主体

（一）制度变迁主体的内涵

制度是人类活动的产物，正式制度是人类理性作用的有意识的社会结果，是人类集体理性的直接对象；非正式制度是个人有限理性行为的意外社会结果。在互联网时代，人的聪明才智真正成为最重要的资源，互联网时代也是人最好的时代。一方面，人的创新没有了渠道和信息中介的阻隔，人的主观能动性能够得到更好的发挥，主要依赖于人与人之间的交互，即人与人之间的联系，而非人脉和广告。另一方面，依靠互联网，人们在网上以社群的形式存在。社群是以人们的兴趣和人们的价值区分开来的，有自己独特的能力就可以找到属于自己的社群，从而为自己赢得独特的价值。

制度变迁的"主体"一般表现为有意识地参与正式制度建构过程、促进制度变迁或故意对制度变迁施加影响的行为主体。应该指出的是，制度变迁的主体并不仅仅是指制定制度变迁规则或受众人数最多或实施变迁行动的主体，它指的是在某一制度中对制度的实施效果等能够起到决定性作用的那部分群体，它可以是政府、阶级、利益集团、企业或组织，可以是自愿聚集的或紧密或松散的团体，也可以是个人，无论以怎样的形式出现，他们的共同点都是能够对当前的制度实施以及制度变迁效果起到决定性的作用。制度变迁的主体一旦形成，他们就会根据既有的信息和行为目标，主动积极地对制度变迁施加影响。这一有意识参与制度变迁的过程大致如下：对现有制度做出评价→形成认知和把握时机→确立制度变迁目标→选择制度变迁方式→制订变迁方案→实施变迁→调整完善目标制度→确立并巩固新的制度结构。

在互联网时代，人们以社群的方式在网络上存在，不同的社群具有不同的定位，对制度变迁的方向的影响力大小不同，同时，因为信息、资源等的差异，人们在社群中的地位是不平等的，不同的个体对制度变迁的影响力也不尽相同。根据影响力而分成社群的中心和边缘，只有处在社群中心的人，才对社群中其他人有影响力，也才能对关乎社群利益的制度变迁产生影响。

在社群活动中，第一个层次的社群，是实际生活中有权力、有资源、有公开影响力的群体。这个群体是社群类别中的"高层"，他们对群体、社会和制度的影响力最大。第二个层次的社群，是实际生活中可能没权力、没资源的群体，但他们对社群所关注的事情非常了解，有话语权。这个群体是社群中的"中层"，他们是社群的中坚力量，他们对事情有研究，能说到细节，具有一定的影响力。第三个层次的社群，是社会的"基层"，他们只是对某个或某些事情感兴趣，但在实际生活中无权无资源，而在专业性方面也不如第二个层次，他们受前两个层次的人影响很大。

饿了么、美团外卖等网络送餐平台提供的外卖送餐服务，可用以满足消费者足不出户购买饮食的需求，平台的诞生并不意味着此行业的发展，真正推动着外卖送餐行业繁荣发展的正是利用平台的消费者。消费者在此作为主要行动主体，根据自己的消费行为改变了餐饮行业的经营模式，推动着相关制度的变革。

（二）强制性制度变迁与诱致性制度变迁

推动制度变迁的力量主要有两种——"第一行动集团"和"第二行动集团"。制度变迁的一般过程可以分为以下五个步骤：第一，形成推动制度变迁的第一行动集团，即对制度变迁起主要作用的集团；第二，提出有关制度变迁的主要方案；第三，根据制度变迁的原则——预期收益大于预期成本——对方案进行评估和选择；第四，形成推动制度变迁的第二行动集团，即起次要作用的集团；第五，两个集团共同努力去实现制度变迁①。根据充当第一行动集团的经济主体的不同，可以将制度变迁分为"自上而下"和"自下而上"两类。"自上而下"的制度变迁是指由政府充当第一行动集团，以政府命令和法律形式引入和实行的制度变迁，又称为强制性制度变迁；"自下而上"的制度变迁是指由个人或一群人受新制度获利机会的引诱，自发倡导、组织和实现的制度变迁，又称为诱致性

---

① 李照作、吕强：《政治制度变迁的动力与资源基础分析》，载于《辽宁行政学院学报》2010年第6期。

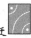

制度变迁。

强制性制度变迁以政府为主体，掌握着行动的自主权，推进制度变动的时间最短，速度最快，并且能够利用自己所掌握的国家强制力或者"暴力潜能"来降低制度变革所产生的代价或成本。其特点包括：（1）政府是制度变迁的主体；（2）程序是自上而下的；（3）制度变迁的具体途径是激进的；（4）具有存量改革性质，即强制性制度变迁倾向于对现有制度中的核心安排进行主动的变革，这就是所谓的存量改革。根据强制性制度变迁的路径，可主要分为两种方式：一是在有前期需求诱导与经验积累的基础上，有明确方向地主动进行制度变革；二是在缺乏需求诱导与经验积累的前提下超前进行制度安排。强制性制度变迁成功的关键要素在于新的制度能否被认可或被接受，或者说被认可、被接受的程度。

诱致性制度变迁的主体包括个人、团体（包括企业、利益集团等）和政府。其中，个人和企业团体等属于初级行动团体，即第一行动团体，是行动的发起者，其决策支配着制度创新的进程；而政府是次级行动团体，即第二行动团体，主要是帮助第一行动团体推动制度变迁的进程。诱致性制度变迁强调内生变量的影响，强调制度变迁过程中个人理性与社会理性的一致性，体现为基层自发的行为，但其归宿还是指向制度的顶层设计。其特点包括：（1）改革主体来自基层；（2）程序上体现自下而上；（3）在制度变迁的时序上，一般呈现出先易后难、先试点后推广、先经济体制后政治体制、从外围向核心突破等特点；（4）具体途径是渐进的；（5）具有边际革命和增量改革性质，即在不改变现有的根本利益格局的前提下，对某些不合理、不适宜的制度安排进行改变，即增量改革。因此，从诱因来看，诱致性制度变迁体现为基层推动；从结果来看，其变迁体现为通过局部制度的变革来带动整个制度的根本性改变。

四、意识形态

（一）意识形态的内涵

意识形态是某个群体或社会所有成员的共同理解、思想、信仰、价值等，它是一种有意识的理论体系，对某些阶级社会群体具有直接的价值导向和行为导向的作用。以科斯、诺思等为代表的新制度经济学家们将制度和意识形态等引入经济学领域。诺思将制度区分为正式制度和非正式制度两种，其中，非正式制度是人们在长期的交往中无意识形成的，而意识形态在非正式制度中处于核心地位。意识形态是种种社会制度之魂，而制度则是意识形态的一个载体。如果说社会制度是由人们社会博弈的秩序和约束人们博弈的规则组成的，意识形态则是指导人们如何进行博弈的知识、信息、符号和原理的体系。通过意识形态，个人观念转化为行为的道德和伦理的信仰体系，具有"解释""规范""指导"个人行为和实践的制度功能。它增加了人们对国家或制度的认同程度，从而降低人们的服从费用和统治者的控制成本。

意识形态理论是新制度经济学的重要组成部分，是新制度学派分析制度变迁的理论工具之一。诺思认为，意识形态反映了一个团体或社会的利益取向和价值取向，它是社会团结稳定的保证，可以大大降低制度安排的费用，有效克服"搭便车"问题。意识形态在结构变迁中具有制度的、经济的和社会管理的功能。意识形态的制度功能主要表现为论证现实社会制度的合理性，任何社会的经济制度，特别是在财产关系的合理性、交换关系的公平性、分配关系的正当性等方面，只有被"嵌入"人们价值准则的"信念系统"的结构之中，才能具有"正当"的约束力量。意识形态的经济功能的实质是提高制度的经济效益，是减少人们合作行为的"摩擦费用"的节约机制，是减少可以"搭便车"行为的有效工具，也是避免"委托—代理关系"中"道德风险"的有效工具。同时，意识形态价值规范的引导可以使人们超越狭隘的个人机会主义的动机，遵守社会普遍的伦理规范，构建社会文明进化的积极成果①。

在诺思的制度理论中，他强调了意识形态的制度性作用在于节约交易成本。社会意识形态是不同知识的混合，作为一种非正式框架约束制度的选择，它是一个社会的"资本存货"，既有可能成为社会变迁的动力，更有可能成为社会前进的障碍。一套能够促进制度变迁、经济成功发展的意识形态，必须满足下列条件：（1）可接受性。在人们的思想中，都存在着一定的意识形态基础和世界的认识结构，一种新的意识形态必须能够缓和社会内部的精神冲突，能够为更多的人所认可或接受。（2）合理性。有效率的意识形态必须相当好地合乎人对世界的经验与感受，由此才能成为一种节约认识世界的费用的工具。（3）灵活性。在解释外部条件的可观察到的变化时，意识形态必须保持灵活才能与人们的知识积累相一致，由此来赢得成员持续的认同与忠诚。与灵活性相联系的是开放性和包容性，可以减少集团之间的摩擦，促进社会协作，提高社会合作效率。

（二）意识形态在制度变迁中的应用

诺思的制度变迁理论突破了新古典主义限于严格的个人主义的功利性假设，指出"变迁与稳定需要一个意识形态理论，并以此来解释新古典理论的个人主义理性计算所产生的这些偏差"。意识形态是由互相关联的、包罗万象的世界观构

① 李砚忠：《论新制度学派的意识形态理论》，载于《黑龙江社会科学》2007 年第 2 期。

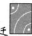

成，包括道德和伦理法则。"社会强有力的道德和伦理法则是使经济体制可行的社会稳定的要素。"诺思据此解释了利他主义行为和包括"搭便车"的机会主义行为。首先，人们之所以不计较个人利益而采取服从社会规则的行为，是因为意识形态在起作用，"在社会成员相信这个制度是公平的时候，由于个人不违反规则和侵犯产权，那么规则和产权的执行费用就会大量减少"。其次，在经济学上，"搭便车"是指获得利益却逃避付费的行为。在诺思看来，意识形态是一种行为方式，它通过提供给人们一种"世界观"而使行为决策更为经济。"搭便车"现象的产生是因为集团的成员存在不同的意识形态，利益目标互不相同，且不了解对方的行为信息，在集体行动时不承担代价而享受集体行动的利益。要解决这类问题有两个条件，一是集团成员的数量要适度，二是对个人提供有选择性激励。对于持不同意识形态的成员，应通过宣传教育等形成统一的意识形态，以节省集体行动的组织成本和信息成本。

在"互联网+"时代下，互联网思维在冲击着人们的传统意识形态的同时，伴随着互联网及其衍生品在人们生活中的普及，互联网思维也在潜移默化地影响着整个社会的意识形态，共享经济就是在互联网时代"共享"思维下出现的产品。共享经济高效、便捷、规模化地实现所有权与使用权的分离，从而使得过剩资源的使用权能够在所有者和需求者之间实现精准匹配与合理共享。在此思维下，共享单车、共享按摩椅、共享雨伞等共享产品层出不穷，推动着共享经济的发展，以新的意识形态作为制度变迁的力量。

绿色理念、绿色思维在中国近些年的发展中愈加突出和重要，旨在用绿色理念指导社会发展实践。在绿色节能思维的带领下，新能源汽车、环保电池等产品在互联网时代下迅猛发展。有专家称，新能源汽车是中国汽车转型、中国制造业转型的重要支撑，它与智能网联对国家智能体系建设和能源体系建设起到双推动的作用。社会拥有绿色环保的意识形态才能认识到绿色产品、绿色经济的重要性，从而自觉地改变消费行为，推动有关经济发展，促进围绕新经济形态的制度发生改变。

第三节 "互联网+"对制度要素的影响

"互联网+"的出现，为各行业的创新发展提供了契机。首先，"互联网+"与各行业的结合改变了原有政府主导模式，以城市公共自行车为例，由原有政府主导转变为企业主导经营，政府由原来的双重委托人、代理人转变为监督管理角色，其制度主体与相关关系发生了改变；由于互联网技术的大量运用，便捷了操作过程，信息的可获得性提高，信息传递速度加快，大幅度降低了制度的交易费用。其次，随着网络的普及、我国网民的增加，移动端客户平台大量出现，促使交易方式改变，其必然导致制度具体实施内容的调整，正如城市公共自行车由原来的刷卡操作变为刷二维码、网购使得消费者不必面对面交易且支付方式由线下支付转变为线上支付等。最后，随着制度规则和具体实施形式的改变，其制度有效性必然随之发生变化，交易成本的下降和操作便捷程度的提高使得交易发生频率更大，又在提供低价优质产品或服务的情况下，增加了消费者利益，但同时，电子支付和消费者信息的安全性等一些由于新的操作方式所带来的问题，导致了负有效性的产生。

一、"互联网+"思维的革命性

社会意识形态属于上层建筑。历史唯物主义认为，社会存在决定社会意识，社会意识是对社会存在的反映，有什么样的社会存在，就会形成什么样的社会意识。"互联网+"作为一种日益广泛的社会存在，必然会影响着社会意识形态的形成和变化。

随着我国互联网普及率的提高和网民规模的增大，"互联网+"逐渐渗透进人们的日常生活中，潜移默化地影响着人们的意识形态。根据中国互联网络信息中心（CNNIC）发布的第42次《中国互联网络发展状况统计报告》可知，截至2018年6月30日，我国网民规模达8.02亿人，互联网普及率为57.7%；2018年上半年新增网民2968万人，较2017年末增长3.8%；我国手机网民规模达7.88亿人，网民通过手机接入互联网的比例高达98.3%[①]。我国互联网基础设施建设不断优化升级，覆盖范围包括交通、环保、金融、医疗等各个行业领域，全方位影响着人们的生活方式和意识形态：人们开始习惯于使用共享交通、网络购物、网上预约、休闲娱乐、在线政务和互联网理财等。人们的消费倾向、生活方式等无形意识形态都随着"互联网+"的发展发生了转变，对其接受程度不断提高。

开放性与共享性已成为"互联网+"时代的重要特征，传统的封闭式生产销售模式正在逐渐被开放性的网状互动体系所取代，以开放打破封闭，以共享创造价值，这样才能满足新时代消费者需求。开放性指的是信息与平台的开放，互联网为市场提供了一个新的更佳的平台，企业与互联网相结合可以最大限度地挖掘

---

① 中国互联网络信息中心：《CNNIC发布第44次〈中国互联网络发展状况统计报告〉》，中华人民共和国国家互联网信息办公室，2018年8月20日，http://www.cac.gov.cn/2019-08/30/c_1124939590.htm。

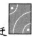

用户资源。在用户高度追求互动参与的互联网环境中，平台越开放才能吸引更多的用户参与，用户越多品牌也就越有价值。共享性是指企业对生产资料、资产、资本的共同开发和使用。首先，共享性追求互动性，共享是双向的；其次，共享性以共用平台为基础，开放源代码就是一种共享机制，通过互相协作产生更大创新的途径。

苹果公司推出了 Home Kit 应用——一个开放性的互联网平台，与 17 家不同行业的领军企业结为联盟，在存储、通信、智能灯、家电等领域组建"智能家居"生态链，为用户打造全范围的智能家居生活体验。在家电产业中，中国海尔集团进入了苹果生态链。海尔集团研制了 U+智慧生活操作系统，该系统具有极强的兼容性，无论是苹果的 Home Kit 还是其他生态链的产品终端，都能与之进行兼容。在 U+智慧生活操作系统的帮助下，用户只需 12 秒就能控制家电、灯光、窗帘、安防等智能家居产品。产品和技术间的兼容增大了用户的选择余地，企业通过开放平台与信息，可整合更多的跨行业资源，在共享的基础上合作。

互联网企业所具有的开放性、创新性和高效性是很多传统企业所不具备的优势。信息共享与开放平台有助于传统企业转型升级，开放与共享具有多种形式，如第三方服务公司、直接投资、传统行业跨界合作等，第三方服务公司可利用大数据平台等技术支持、优化传统企业的组织结构，帮助收集分析用户数据，提供进一步的精准营销方案。直接向传统企业投资也是一种重要手段，如当当网投资畜牧业、京东投资种大米等，其目的是将互联网思维灌输给传统行业，推动其产品研发、推广营销、经营管理等环节的优化升级。

"互联网+"推动了信息网络化时代的发展进程，深刻改变了人们的精神面貌，形成了一个世界性的思想流动体系。它不仅为意识形态工作提供了一个广阔的思维空间，催生了新的思想与理论，还提高了信息交互传播的效率。"互联网+"借助全球性的新技术革命，以互联网、移动通信等数字传播技术为驱动，产生包括网络媒体及传统媒体运用新技术或与新媒体融合产生发展出来的新媒体形式，极大地丰富了传统意识形态的传媒形式，打破了传统意识形态工作中主体与客体交流反馈不畅的顽疾，创造了一个沟通畅通、反馈及时的意识形态监督与反馈平台。

二、"互联网+"的技术属性

"互联网+"的一大本质是技术的进步，技术进步一方面直接提升社会生产力，另一方面改变了人和人在生产中的组织方式。"互联网+"带来了全新的技术创新观念，它破除了封闭的创新观念，而代之以开放的全球化的科技创新意识，让创新者树立了一种快速地实现超越自我的创新观念。

以计算机为基础的互联网技术是信息社会的标志，计算机的运用对人类活动产生了全方位的影响，不仅表现在人们的生活方式上，还包括生产过程的改进、人类交往方式的改变等。以交往方式为例，电子邮件、即时通信的运用使得人与人的信息交流更为及时，成本更低，缩减了人们在交际活动中获取信息的时滞，扩大了人们的交往范围，提高了交往时效。互联网的出现加速了信息传递，使信息的获得更加容易。它通过节约交易费用、改变人们的偏好等来影响价格和费用，而这两个变量是直接引起制度变迁的因素。互联网和制度变迁的契合点可以归结为效率——制度控制和约束着人们的行为，使个人在追求自身利益的同时不损害他人利益，追求适应性效率；互联网作为技术通过自身的技术特性决定人们的行为，要求人们根据技术特点进行各种资源的配置，提高生产效率。

"互联网＋"实质上就是互联网技术与各行业的结合创新，关键就在于其技术的发展。技术的发展导致制度规则的改变，人们所遵行的法则发生了改变，包括制度相关主体、各主体作用功能等的改变，而这种改变的具体表现就是制度的具体实施形式的转变，转变后的具体实施形式必然根据技术优势，对以前的具体操作进行优化改进，从而改变制度有效性。如网络预约挂号的实行使网络第三方平台进入制度主体之中，用户不再需要进行实地挂号，降低了挂号成本的同时，提高了效率，改善了制度有效性。

互联网技术的普遍应用是进入信息社会的标志。互联网技术主要包括传感技术、通信技术和计算机技术等多个方面，其中，传感技术延伸了人的感觉器官，这一技术以条码阅读器为主要代表，通信技术主要承担着传递信息的功能，计算机技术则主要承担对信息处理的功能。

目前，对大数据与区块链技术的运用日益广泛，在此技术上，"互联网＋"技术得到迅速发展。云技术、软件定义网络、高级同步、分布式存储分层、持续集成等极大地丰富了"互联网＋"技术。互联网云技术包括公有云和私有云等，对于绝大部分公有云服务提供商来说，其平台往往通过标准和价格低廉的硬件平台构建，网络服务以大众化为主；私有云则是为单独用户使用，能够有效控制数据，提高信息的安全性和服务质量，相较于公有云，私有云安全性更高，稳定性更好，能够使资源得到充分利用，缓解公有云可能产生的一些问题。软件定义网络是由 Emulex 公司提出的一种新型网络创新架构，增加了网络流量控制的灵活性，为网络应用的创新提供了很高的技术支持。高级同步改变了人们在计算机上的工作方式，能够很容易地控制自己的智能手机，同步数据和其他资源，实现以用户为中心的计算数据和源数据的自动同步。分布式存储分层通过数据通信网络将网络中各用户设备上分散可用的存储资源构成一个虚拟的存储设备，使数据分散地存储在网络用户的各个空间内，提高了数据存储的安全性、独立性、灵活性和系统的可用性、可靠性、获取效率、扩展性。持续集成是一种新的软件开发实践，及时解决了在不断变化的需求中如何快速适应和保证软件质量的问题，能够对各开发单位成员的工作内容进行不断的实时自动化的集成、验证。

以百度云、iCloud 为首的各种网络云服务使存储摆脱了硬件设施的局限，用户不再需要购买硬盘、存储卡等设施即可将资料上传至云中进行保存。在存储容量上，网络云服务更是优于传统存储设备，以上千 G 甚至 T 的优势使网络云服务的性价比远高于传统存储设备。在大数据技术的支持下，对海量数据的分类统计分析、精准匹配等操作也都更为简捷易行，为生产者提供了更为及时有效的信息，突破了传统生产中的算法限制。

三、"互联网＋"的资本引力

近年来，随着京东与沃尔玛达成合作协议、优步与滴滴分别获得数十亿美元的融资等事件的发生，互联网企业的对攻和合并日益精彩，而资本则是其背后的强力推手。互联网在中国激荡十余载，触及领域广泛，其身后永远有着资本的身影。

2016 年 6 月 20 日，京东与沃尔玛宣布达成一系列深度战略合作，京东将花费 15 亿美元全资收购沃尔玛控股的 1 号店。继优步获得沙特阿拉伯 35 亿美元股权融资后，滴滴对外宣布，已完成新一轮总计 45 亿美元的股权融资，而双方筹措的债权发行规模也高达 48 亿美元①。

据相关数据显示，2016 年第一季度，互联网及 IT 创业领域依旧是资本的角力方向，所引入的投资占据第一季度创业投资的 49%。此前，在 2015 年，我国"互联网＋"领域获得全国 50% 以上的创投资金和 70% 以上的天使投资②。

"独角兽"企业的概念由艾琳·李（Aileen Lee）于 2013 年首次提出，指估值在 10 亿美元以上的初创企业。2017 年，科技部公布了中国独角兽企业上榜名单，2018 年各地资本市场均向独角兽企业抛出橄榄枝，将"独角兽"推向高潮。从全球经济发展的宏观角度来看，科技进步、技术创新是优化资源配置、提高社会运行效率、推动工业进步的基础层驱动力③，如智能云储存、工业互联网等，都将推动着人类整体社会的不断进步。相比传统经济时代，独角兽企业的科技含

---

① ② 《"互联网＋"吸引资本的魔力》，人民网，http：//finance. people. com. cn/gb/n1/2016/0627/c1004 - 28480276. html。

③ 《2018 年中国独角兽企业研究报告》，前瞻产业研究院，https：//bg. qianzhan. com/report/detail/1902131623391241. html。

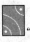

量更高，创新能力提升，商业模式也所改善，对其未来发展的估值一般高于传统企业。

企业的估值是对未来盈利能力的评估，金融资产的价值是对未来预期现金流的体现。企业未来现金流越多，盈利增长速度越快，其估值、市盈率就越高。中国独角兽企业成长于"创业黄金"时期，移动互联网时代为其提供了发展机遇，国内外政治经济环境稳定、国家政策大力支持为企业提供了发展基础，股权投资市场的蓬勃发展也为企业带来了充足的资金支持。依据前瞻产业研究院发布的《2018年中国独角兽企业研究报告》可知，2018年蚂蚁金服以1476.96亿美元的估值位居超级独角兽企业之首；今日头条以750亿美元紧随其后；阿里云估值为710.77亿美元，滴滴出行估值为600亿美元，陆金所估值为400亿美元①。

湖南大学工商管理学院副教授汪忠认为，"资本如此青睐'互联网+'企业，是因为通过互联网的方式，企业可以以几何级数增长的速度扩张和叠加，这就为资本带来了加速的收益和增长"。无冕财经创始人王玉德指出，移动互联网是去中间化、去中心化，实现了"一键到C（customer，消费者）"，这是一次本质性的革命，是由技术变革引起的商业模式变革。"许多传统企业也好，新型的创业项目也好，都要借助移动互联网技术实现转型。因此，资本就对'互联网+'领域的项目比较感兴趣。"王玉德进一步解释说，在传统制造业时代，商品到达消费者过程中，需要经过层层代理、分销商和渠道商，流通环节造成了高昂成本。而进入移动互联网时代，人们习惯通过移动端实现消费者与商家的直接沟通，取消了传统商业模式的中间环节。庞大的用户群体、多元的用户需求等给"互联网+"企业的发展带来了传统企业无法企及的天然优势。

2015年，李克强总理在政府工作报告中提出要制定"互联网+"计划，"互联网+"成为国家战略，这使得"互联网+"产业在吸引资本投资上更具竞争力。但是，"互联网+"行业最重要的特征之一是技术和商业模式的快速变化，它需要借助资本的力量实现快速发展，占领先机，实现行业领先，否则，其行业的发展就会受到阻碍，降低吸引资金的能力，进一步又反过来影响行业发展，形成恶性循环。

四、"互联网+"的"网络"属性

相较于传统中的熟人社会、熟人网络，"互联网+"时代下创造了一种独特

---

① 《2018年中国独角兽企业研究报告》，前瞻产业研究院，https://bg.qianzhan.com/report/detail/1902131623391241.html。

的社会网络，大数据、区块链等互联网技术将人们连成一个互相联系的整体，使得在制度主要行动主体上的限制得到了一定程度的缓解，企业和个人对制度变迁的影响力越来越大。

互联网的创新普遍具有交叉、跨界和颠覆的特点，同时，由于互联网快速传播和整合资源的效率，且高渗透率和黏性，"互联网＋"下的每一个创新都会被快速放大，产生广泛的影响并不断更迭，而目前互联网治理的制度供给速度远远没有跟上，容易引发"羊群效应"般的群体事件，如面对网约车的快速发展，现有的条块管理模式难以提供对网约车的有效管理。

在我国提出的"供给侧改革"中，至关重要的一点是"制度供给"要先行。在"互联网＋"发展大环境下，各互联网产业跨界创新，积极用互联网的思维解决问题，发挥互联网自治、自律、共治、共享的力量，充分体现了主要行动主体在制度中的决定性作用。

一方面，为积极促进"互联网＋"产业的发展，政府给互联网创新提供了更加宽松的环境，原有的制度体系已无法完全覆盖；另一方面，互联网创新会对原有社会利益结构产生冲击，因此，裁决标准也逐渐不再倾向于既得利益群体，主要行动主体也不再拘泥于行政立法机构等。

从中长期来看，我国通过推动"双创""互联网＋"行动计划等积极推行供给侧改革，不断扶持中小微企业成长，发挥制度创新和技术进步对供给升级的倍增效应，推动制度变迁的主要行动主体的力量也逐渐在这一过程中发生变化，企业在主要行动主体中的力量不断增加，"互联网＋"企业对相应的制度变迁的决定性作用亦不断增强。

在主要行动主体方面，由于"互联网＋"不断影响着制度的内容和具体实施形式，其制度主要行动主体也在不断发生转变，强制性制度变迁和诱致性制度变迁也在发生转化。"互联网＋"的运用为更多民营企业参与到政府政策规划中提供了机会和平台，分担了政府的责任，减轻了政府的压力。以公共自行车供应为例，由于互联网平台企业的参与，由政府为公共自行车供应的主体转变为由企业运营公共自行车系统，政府角色转变为监督管理者，企业作为主要行动主体代替了政府的主要行动主体角色。随着一大批"互联网＋"企业的成立及经营，政府系统内部中的网页设计及运营任务也由政府承担转变为外包给企业，政府的官方网站及微信公众号的设计等的主要行动主体也由政府转变为企业。

互联网时代去中心化的特征促进了多中心治理的发展，其所强调的主体多元化提高了其他组织和社会公众的地位，要求各治理主体之间合作互助，充分利用各治理主体的优势实现共同治理，各治理主体间地位平等。

第四节 "互联网＋"下的制度变迁模式

如前所述，"互联网＋"对诸多制度要素从不同方面产生了重要影响，其本质是互联网技术的广泛普及及交易成本的下降。本节将结合各个制度要素，分析制度及各要素在"互联网＋"模式下促成的制度变迁模式。

一、边际生产成本的急剧下降导致的制度变迁

互联网、大数据、云计算、移动智能终端等现代信息技术在生产过程中的运用极大地降低了生产成本，且平台经济的发展打破了传统经济的运营模式，将第三方平台纳入了经济运行模式之中，打破了传统经济生产方式和运营模式。

事务处理的电子化、网络化极大地节省了生产的人力、时间和材料成本。在传统生产模式中，人工办理的速度慢，存在大量简单易操作的重复性工作，且人工办理所需纸质材料较多，易造成人力和物力的浪费。由于生产的人工和时间有限，导致生产的规模受到一定的限制，从而生产成本较高，边际生产成本虽然呈现下降趋势，但由于成本基数高，导致边际生产成本仍然较高。而对于一些需要人工处理的事务，例如银行柜台人工办卡等，工作人员的工作重复率高，且由于工作人员每次工作时间长度都相差无几，因此办理事务的顾客则需排队等待，不仅造成了工作人员的效率低下，也浪费了顾客的时间，极大地提高了生产的时间、精力等成本。

"互联网＋"下的基于现代信息技术的生产模式，不仅缩短了生产时间、提高了生产效率、节省了部分生产中的物质材料，还降低了生产的边际成本，使每多生产一单位的产品所需增加的成本趋于零。生产方式的改进导致边际生产成本的急剧下降甚至趋于零，相应的生产规模也将逐步扩大，而生产的制度规范和监管措施等，也将发生相应的变化，从而推动着制度发生改变。

边际生产成本的下降致使新的生产模式在一定程度上替代了原有的生产模式，如 ATM 机的投入使用驱使着人们由柜台排号存取款向机器自动存取款转变。而针对原有生产模式的制度合约及主体关系、制度有效性、监管等不再完全适用，需要进行调整、修改和补充，以满足"互联网＋"下的新的生产模式的要求，因而，边际生产成本的下降成为推动制度变迁的强劲动力。

二、生产能力提高导致的制度变迁

"互联网+"环境下生产条件和方式得到了极大的改善，且边际生产成本的降低也促进了生产规模的扩大，商品或服务的供给量得到了显著的提升，市场上大多产品或服务的供求状态都是供大于求。

传统生产条件下生产模式受劳动力、时间、空间、技术等的限制，生产规模具有一定的上限，而伴随着移动互联网、人工智能等技术的应用，传统生产限制逐渐被打破，新的跨时空的、对劳动力需求减少的生产模式逐渐占据着越来越重要的位置。远程办公、信息全球化、生产全球化等更是加速提高和扩大了现代化生产效率和规模。

在"互联网+"环境下，智能化机器代替了绝大部分使用人工的简单机械化重复性操作，将劳动力汇集到需要人脑处理的、动态变化的行业之中，提高劳动力的素质和价值，提高产品或服务的性价比和附加值。如超市采用的自助储物柜，方便顾客自助将物品放入储物柜中，顾客可根据相应的条形码打开储物柜，极大地节省了劳动力，降低了人力、物力成本。时空限制被打破意味着商家可以集结全球范围内的先进科学技术、优秀人才和廉价劳动力等生产要素，将产品或服务投入全球范围的市场，在提高生产效率的同时降低了生产成本，商家生产能力得到了极大的提升。网络平台的建立不仅促进了生产贸易的发展，如电子商务平台淘宝、京东等促进了商品贸易和物流行业发展，同时还催生了新的行业。在云栖大会"数据力量·社会治理的共享与共治"分论坛上，阿里研究院与德勤研究中心联合发布了《平台经济协同治理三大议题》，报告指出，在互联网平台经济体内，平台、消费者、服务商共同构建了网状协作，平台就是整个生态系统的基础，海量的消费者和服务商是平台经济的主体，通过平台完成信息交换、需求匹配、资金收付和货物交收等经济活动。

生产能力的急剧扩张必然导致生产和营销方式的转变，由生产能力的扩张所产生的新的经济模式也必然改变了经济相关主体关系和运营模式，由此制度也将发生相应的变化，原有的低生产能力和生产限制较多时所匹配的相应的制度关系不再适应于生产能力急剧扩张的现状，急切要求着新的制度关系的出现，从而导致制度发生变迁。

三、供给多样化导致的制度变迁

商品或服务供给的多样化不仅促进了商品或服务市场逐渐扩大，消费者需求趋于多样化、个性化，同时还推动着制度发生变化，朝着未来发展的方向不断前进。一方面，生产成本的下降和生产能力的提升导致生产规模的扩大，供大于求的市场现状促使着商家将盈利点转向特定消费者群体，为其提供个性化、多样性的产品或服务；另一方面，互联网的普及和平台经济的发展提高了消费者反馈信息的重要性，商家为了自身产品或服务的声誉和长远发展，对消费者的反馈信息做出及时的回应，消费者的评价、建议等信息倒逼着商家生产出新的商品或服务或对之前的产品进行改进，以满足消费者多样化和个性化需求。

传统生产模式以单一品种和大批量生产为主要特征，主要目标是满足量的生产，旨在满足市场中消费者需求量，而不是专注于消费者的多样化需求。目前我国去产能、去库存等政策措施的提出都是针对传统生产中钢铁、房地产等行业大批量生产所导致的问题。在"互联网＋"环境下，满足量的需求已不再成为生产的阻碍，如何在提供多样化产品或服务和满足消费者个性化需求的同时提高产品的质量，是商家面临的主要挑战。

商家不断推出新的商品或服务是实现供给多样化的重要力量。以滴滴打车为例，不仅在出租车数量上提高了出租车系统的运行能力，同时还根据消费者需求推出了多种服务，如预约打车、拼车等，满足了不同消费者对价格、时间等的不同需求。大众点评、美团等网络平台的建立，使消费者可以根据自己的消费情况给出相应的评价，给其他消费者以参考，而商家为了赢得更多顾客的青睐，会根据消费者的反馈信息及时调整自己的行为，从而促使供给多样化、个性化。

与原来的批量式生产模式相匹配的制度已不再适用于供给侧产品或服务日益多样化、个性化的现状，新的产品和服务需要更新后的制度来约束和监管，且平台的出现增加了经济主体的数量，改变了经济主体之间的关系，这必然成为推动制度变迁的强劲力量。

四、交叉补贴导致的制度变迁

交叉补贴往往是有意识地用一种商品或服务的优惠甚至亏本价格吸引顾客，达到促进销售更多的盈利产品的目的。通常情况下，企业按照两种或两种以上不反映成本费用差异的价格销售产品或服务，其实质是一种差别定价策略，即一种产品对不同的消费者或在不同的市场上的定价与其成本不成比例时，就会产生差别定价[①]。

企业采用交叉补贴战略的目的通常是为了拓展业务范围，提高企业竞争力，

---

① 熊云南、郑璁:《市场营销》，武汉大学出版社2012年版。

甚至是在市场上形成或占据垄断地位。交叉补贴在日常生活中十分常见：买咖啡豆送咖啡机、充话费送手机等都是商家采取的交叉补贴行为。从交叉补贴最广泛的定义来看，一项产品或服务的大部分甚至所有成本都转嫁到其他产品或服务上就被称为交叉补贴，可以暂时性损失为代价换取长远收益。政府也常以交叉补贴的方式通过价格管制以维护市场秩序、保护公众利益，在提高社会分配效率的同时，让公众以较低的价格购买产品和服务。

在各个行业与互联网相结合的背景下，销售市场竞争日趋激烈，众多商家采用交叉补贴方式提高自身商品和服务的竞争力，占据市场份额，获取长远利益。在"互联网＋"背景下，由于交叉补贴战略而产生的系统收益也改变着消费者的消费行为，但商家所产生的系统收益无法被商家自身所内化。如水滴筹等互联网公益平台，使广大公众可以直接通过平台进行捐款、捐物，贡献自己的爱心，同时也让困难群众有了一个可以发起募捐的平台，改善自己的处境。公益平台的建设在助贫扶贫、帮助弱势、苦难群众等方面发挥了重要的作用，对整个社会起到了积极的影响，这部分的系统收益是平台商家所无法内化的。

系统收益的增加得益于"互联网＋"经济的发展，而交叉补贴则是商家常采用的用来吸引顾客、提高商品和服务竞争力的手段之一。面对交叉补贴的广泛运用和系统收益的增加，原来的制度相关主体及其合约、具体措施、制度有效性等必将做出改变以适应新的经济形势和发展趋势。

五、租赁合约扩张导致的制度变迁

长期以来，交易模式都是以一手交钱一手交货的方式为主要内容，买卖合约是人们生活中最为常见的交易模式。在买卖合约中，对消费者来说，以一定的价格购买自己所需要的产品或服务，获得商品的所有权，在购买后可根据自己的喜好和意愿处置商品；对生产者来说，除部分需提供售后服务的产品或服务外，其余商品售出后一概不再负责。

在传统生产关系中，租赁合约和市场均不发达，且缺乏统一的平台，租赁合约常发生于熟人社会中。在熟人社会中，人们生活在同一片社区，互相了解，基于彼此信任而产生借贷关系，且合约以口头形式成立。而在陌生人社会中，人与人之间互不了解，借贷风险高，借贷合约常以书面形式呈现，且贷方为保障自身财产安全，通常不会借给借方或将少数物品借出。

部分买卖合约的使用在日常生活中也会给人们带来诸多不便或不利。若人们对某商品的需要只是暂时性的，但在买卖合约下只能购买该商品，在满足消费者需求后即被消费者闲置，不仅增加了消费者的消费成本，也造成了资源的浪费。

"互联网＋"下租赁市场的迅速发展是互联网经济的重要特征。各类租赁平台如租赁宝、好租等为人们提供了借出和借入商品的平台，各类共享产品如共享单车、共享汽车等也加速扩展了租赁市场的规模。

在网络租赁合约中，消费者以平台注册会员的身份参与租赁活动，租赁合约通过电子化的形式成立，消费者在借入商品后需缴纳相应的租金并在规定的时间内归还商品，用户的信用信息也通过平台电子化数字呈现，所有用户可见。如某平台信用分只要达到相应的标准，即可免费使用共享单车。消费者在租赁合约中，只需支付一定的租金即可使用商品，满足消费者暂时的需求，而不必花费高昂的资金购买商品。消费者支付租金，获得商品某段时间的使用权，而商品所有权仍在商品所有者手中，用户通过租赁只能使用商品而不能根据自己的喜好处置商品。

随着租赁市场的扩大，买卖合约中的合约主体关系由买方和卖方向借方和贷方转变，制度具体措施和适用条件也发生了变化，由所有权的转移变为了使用权的让渡，制度有效性也从买卖合约向租赁合约转变，租赁贸易的发展成为推动制度进行变迁的动力。

六、消费者角色转化导致的制度变迁

在传统生产模式中，生产者与消费者角色明确且较为固定，生产者根据现实需求和市场趋势生产产品或服务，消费者被动接受生产者所生产的商品。对于商品的改进，一方面是根据商家所收集到的消费者反馈的信息进行改进，另一方面更多的是商家结合当代先进技术和国内外同行生产标准对自身产品或服务进行更新。在这种模式下，消费者的信息数据地位较低，利用率较少，消费者自身对消费者权益的行使程度也不够，市场主要是由生产者掌控。

随着市场经济的发展和互联网技术在人们日常生活中的渗透，消费者对自身权益的维护观念愈加浓厚，而"顾客是上帝"也越来越受到商家的推崇，生产者对顾客的重视程度也越来越高。移动互联网技术的发展、智能终端的普及、大数据技术的应用和网络平台的建立为商家收集消费者反馈信息提供了技术支持和物质保障，在"互联网＋"下，经济模式逐渐从以生产者为中心向以消费者为中心转变。

一方面，商家根据消费者的需求生产相关产品以满足消费者的需要，并根据搜集到的消费者反馈信息改进产品和服务；另一方面，消费者摇身一变成为"生产者"，在互联网时代，消费者的各种数据，如定位、消费记录、浏览历史、个人信息等，都能够成为商家的生产资料。淘宝为用户提供的"猜你喜欢"就是根

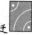

据每位消费者的浏览历史和购买记录的数据，通过大数据分析得出的；微信里"附近的人"则是根据消费者的定位共享得出的；各类网络数据报告和对未来发展趋势的预测都是根据消费者的使用数据汇集分析得出的……

针对消费者和生产者之间的关系，原有的制度合约及其主体间关系发生了变化，消费者与生产者角色日益模糊化，针对消费者行为，生产者采取不同的措施，改变了制度具体实施措施和条件。消费者角色的转化推动了生产者生产方式的改变，催生了新的产品和服务，必然产生原有制度合约、具体实施措施和制度有效性中不适宜之处，对其提出了新的要求，对制度变迁起到了积极的促进作用。

七、消费者需求多样化导致的制度变迁

生产能力的扩张和互联网技术的发展使生产者不断提供多样化的数量更多、质量更优的产品和服务，而电子商务的发展和移动智能终端的普及，也使得消费者的需求日益多样化。在市场经济处于不发达阶段时，消费者的消费领域比较狭窄，满足程度受限，而随着生产力的不断发展，互联网时代下我国人民的温饱问题已基本解决，人们对美好生活的需求和向往成为消费市场的主流。人们物质文化生活水平的日益提高使消费者需求呈现出多样化、多层次的现状，并由低层次向高层次逐步发展，消费领域不断扩展，内容日益丰富，质量也不断提高。消费者的消费观念也发生了变化，消费者的心理、个人喜好等都成为决定消费者行为的重要因素。

消费者的消费行为受年龄、经济能力、偏好、心理等因素的影响，有的消费者重视产品或服务的质量和性能，如顾客购买质量好的家具电器或性能好的汽车；有的消费者注重商品的包装和外形，如商家在中秋节生产的月饼礼盒则是针对这部分消费者；有的消费者看重商品是否符合时代潮流，如众多青少年对服饰的选择；有的消费者将消费重点放在商品价格上，希望用最低的价格购买适宜的产品，追求商品的性价比；有的消费者追求产品或服务的品牌，如女性购买化妆品倾向于购买国际大牌化妆品，如 SK－II、YSL、DIOR 等；有的消费者购买商品完全是出于自己的爱好，如追星族为了支持自己的偶像购买专辑、cosplay 爱好者购买相关服饰等。

在互联网时代下，人们获取信息的容量变大、速度变快，人们在接受更多信息的同时，自身的消费观念和消费心态也发生了改变。一方面，消费者通过网络及时获取所需的信息，消费者的从众心理也使国内外潮流趋势影响着消费者的消费行为；另一方面，新生事物吸引着消费者，而消费需求也催生出新的商品，如此循环往复，使消费者需求日趋多样化，如电商平台淘宝、京东等，"双十一"

一天即可创造上千亿元的交易额。

消费者需求的多样化和个性化发展促使商品市场形成新的形态和发展趋势，引起消费者和生产者行为变化，促使制度合约及其主体间关系朝着多样化、多层次的方向转变，制度具体实施措施也更加个性化、多元化，进而影响制度的有效性，推动整个制度发生变化。

第二部分 正在发生的变化

第三章

"互联网+医疗"——预约挂号

第一节　传统预约挂号及其合约

一、传统预约挂号方式

预约挂号是公立医院为患者提供医疗服务的第一站，是方便患者就医、改善就诊秩序的一种就诊模式，是医疗机构为患者提供的一种人性化服务，是公立医院服务意识、服务水平的体现，旨在缩短看病流程，节约患者时间。预约挂号方便患者，减少了暗箱操作，分时分段预约，手机短信提醒患者就诊状态，使患者可以更有效合理安排时间，进一步改善患者的就医体验，提高医疗资源合理利用效率。

实行预约挂号，避免了大量患者在门诊挂号大厅长时间停留，节约了医院的管理成本，改善了患者的就医环境。随着"实名制"挂号就医制度的运行，同一卡号每天只能预约同一科室的一个专家号，或不同科室的两个专家号，对"号贩子"起到了很大程度的遏制作用。

在传统模式中，医院预约挂号的形式通常为人工预约、电话预约、手机短信预约、自助机预约和诊间预约等。人工预约指部分医院设立专门的预约中心，由工作人员为患者进行预约。电话预约是指患者通过拨打某固定电话，根据电话内容的提示进行操作，从而预约就诊时间。手机短信预约一般针对暂时远离电脑或工作繁忙的患者，患者需发送特定指令至短信预约中心方可完成预约。自助机预约是指患者通过社保卡、银行卡或就诊卡等在自助机器上操作进行预约。诊间预约是一种由医师负责，主要针对复诊患者的预约方式，需要患者于当次就诊结束时在医生处预约下一次就诊时间，此类预约方式往往需要患者在规定时间或地点内进行预约。

以北京协和医院预约系统为例，其预约电话号码简单，即 114、116，是人们最熟悉的查询号码；且接通率高，该平台可同时接入 2000 人，提供 24 小时人工服务，15 秒接通率在 95% 以上；预约方式较为方便简捷，患者 5 分钟之内可完成预约挂号①。预约成功后，预约者将收到确认短信，并提示取号时限；若医师停诊，也会通过短信提前告知患者。在专家分诊方面，医院选派 2 名资深退休护士在 114 平台负责预约挂号咨询、分诊工作，指导患者正确选择就诊科室和医师。为了保证信息安全，中国联通与医院的所有信息均使用专网专线，避免患者个人信息外泄，且服务由第三方提供，降低了医院的运行成本。

传统预约挂号方式，多为消费者与医院或其工作人员直接沟通联系，不管是直接的人工预约、诊间预约还是间接的电话预约，主要表现为患者与医院之间的契约关系，除部分电话平台外，第三方起到的作用十分弱小。

二、传统预约挂号成本

在交易费用上，传统预约挂号方式成本较高。以人工预约挂号方式为例，患者预约挂号需要医院设立专门的预约机构并安排人员进行工作，患者挂号受预约量、工作时间等的限制，不仅预约难度较高，且预约需排队等，预约过程烦琐耗时，加之医院还需付给工作人员工资等，预约挂号成本很高。就电话预约挂号方式而言，一般分为系统自动挂号和人工挂号两种形式。前者指患者通过拨通电话，按照电话提示音进行自动挂号，是由医院专设的电话预约系统管理操作的；后者是指患者拨通电话后，由服务人员对其进行协助，完成预约挂号。前者需耗费大量的电话通信费用，后者在前者的基础上还需提供服务人员的工资薪酬，据估算，一家日门诊量在 5000 人次以上的医院建一个预约挂号平台，预期达到 20% 的预约率，每年就需要至少 500 万元的投入，对医院资金压力巨大。再者，传统预约挂号方式违约率较高，增加了交易成本。由于患者预约挂号通常不需要立即支付费用，即使爽约也无须付出任何代价，爽约成本低，而对于已经预约成功的号，医院则必须保留，不能提供给现场挂号的患者，造成了医疗资源的浪费。

季新华（2009）在对某妇幼保健院专家门诊实名制预约挂号的研究中发现，预约挂号爽约率高达 20.6%，严重影响了医院的正常诊疗秩序。且传统预约挂号信息不透明，对患者信息缺乏身份识别能力，无法判断患者信息是否属实，这给

---

① 《契机来临时的决断者——访北京协和医院院长赵玉沛》，科学网，http://news. sciencenet.cn/sbhtmlnews/2011/4/243032.html。

大量"黄牛"提供了囤积大量号源的机会，"黄牛"倒号现象时常出现，不仅给医院医生就诊带来了损失，同时还使得患者需花费更昂贵的价格购买号源，增加了就诊成本。

传统预约挂号一方面程序较为烦琐，不便于患者的预约操作，且现场挂号人数众多，易造成挂号大厅拥堵，不利于医院资源的合理有效配置和患者的就诊体验，若患者当日现场挂号无所需的号源时，则需他日再次进行预约，这极大地加大了预约挂号成本，针对部分外地患者，此成本更高；另一方面，传统预约挂号大多需人工处理，不仅人工成本高，而且效率较低，患者排队时间往往很长，有的患者甚至提前几天到医院排队挂号。但传统预约挂号方式对患者和医院工作人员的技术要求较低，中老年患者挂号无障碍，且其存在时间久，具有较深厚的基础，不少患者已习惯传统预约挂号方式。

第二节 互联网预约挂号及其合约

一、网络预约挂号及其政策支持

2015年3月，国务院发布的《全国医疗卫生服务体系规划纲要（2015—2020年）》指出，要积极应用互联网等信息化技术转变卫生服务模式；2015年7月，国务院发布《国务院关于积极推进"互联网＋"行动的指导意见》，明确要用"互联网＋"的路径促进社会各领域的改革与发展，于是，"互联网＋医疗"的模式被提出。

"互联网＋医疗"是指将互联网技术应用到医疗活动的各个方面。朱劲松（2016）将"互联网＋医疗"模式所包括的内容分为了三个层次：线下主体、线上诊疗系统和云端数据库。其中，线下主体包括医疗机构、患者、联网药店和医保机构；线上诊疗系统包括预约挂号子系统、电子病历子系统、结算子系统和评价子系统；云端数据库包括患者个人详细历史病案记录和公共病案数据库。

卫健委发布的《关于在公立医院施行预约诊疗服务工作的意见》强调，要提高对预约诊疗服务工作的认识，此举对于方便群众就医、提高医疗服务水平具有重大意义。自2009年10月起，所有三甲医院都要开展预约诊疗服务，二级医院也要逐步开展此项工作。本节即讨论"互联网＋"对于预约挂号制度变迁的影响。首先我们需要清楚的是，"互联网＋医疗"对预约挂号最重要的影响之一在于增加了预约挂号的方式——网络预约。

网络预约挂号是指患者通过互联网平台选择相应的医院、医生和就诊时间进行预约的一种预约挂号形式。常见的第三方平台为医院指定的 App、医院官方网站、医院官方微信公众号和支付宝平台。患者在选择某一预约方式后，根据姓名、电话号码、个人身份证等有效证件进行注册（部分医院还需绑定就诊卡），注册成功后即可查看相应专家医师的预约情况和就诊时间进行预约，大部分医院需要在线缴纳挂号费，预约成功后根据预约时间直接前往医院取号、就诊即可。

随着互联网络的迅猛发展，互联网用户已呈几何级数增长，用户可在网上通过浏览器很方便地查看医院介绍、专家、专科等具体的信息，通过这些信息可以正确引导病人选择所需的专家、专科或针对性强的医疗服务。网上预约挂号系统是一种基于互联网的新型挂号系统，是卫生信息化建设的最基础项目之一，真正体现了以病人为中心、一切从方便患者出发，符合当今医院人性化温馨服务的理念。

二、网络预约挂号的内容

（一）打破传统限制，降低挂号成本

互联网预约挂号由消费者通过网络，借助移动智能终端进行操作，不限定时间、地点，患者可随时随地在网上进行预约，省时省力；且办理预约手续简单易操作，实名制的实施也使得预约成功率更进一步提高。近年来，随着网络预约挂号的普及，许多医院纷纷开始取消人工预约挂号。以昆明市为例，昆明市卫生计生委与网络信息技术有限公司合作，依托网络预约挂号平台，集成昆明市二级以上公立医院号源池，建立了全市统一的预约挂号系统。移动互联网医疗平台也不断进入深圳市民的生活之中。据统计，2015 年在深圳网络预约挂号统一平台——就医160上，深圳地区全年预约挂号量接近1500万人次，在线支付笔数超过100万人次，每天有超过5万人次通过该平台预约挂号①。

通过实施"互联网+医疗"模式的网络预约挂号方式，医院整合社会资源，通过与第三方的协作，减少了医院凭借自身力量建设预约平台的巨大投入；同时网络预约挂号弥补了医患双方的信息不对称问题，患者可根据医师预约情况和就诊时间，对医生和医院的选择做出相应的调整，提高资源利用率，节省就医时间，降低就医成本。

以四川省成都市华西医院为例，华西医院通过与银行的合作，推出具有

① 《"互联网+医疗"能否拆除医院"围墙"？》，载于《南方日报》2016年1月8日，http://epaper.southcn.com/nfdaily/html/2016-01/08/content_7506694.htm。

挂号功能的银行卡，患者可在该银行各网点进行办理，利用银行卡进行预约挂号、缴费结算等，定时定点的预约挂号方式变为了多时段、多网点在线挂号，患者挂好号后，根据预约时间直接到医院就诊，省时省力，极大地方便了患者。同时，银行卡的办理对身份审核较为严格，有利于解决身份识别能力不足的问题，对"黄牛"倒号现象产生了较强的约束力。部分其他医院与移动 12580 等其他公共网络信息服务平台合作，改进了预约挂号流程，提高了在线预约使用率、预约成功率和患者就诊率。

随着患者无故爽约惩处措施的实施，患者预约挂号、取消预约都更为谨慎，虽然仍有一部分患者爽约，但比例明显下降，提高了制度有效性。且各大医院纷纷出台取消预约惩罚措施，爽约比例明显下降，使得患者爽约成本增加，爽约率下降，交易成本下降。

北京市卫生局对爽约行为设置的处罚办法为：1 年内无故爽约累计达到 3 次者，将自动进入系统爽约名单，此后三个月内取消预约挂号资格；1 年内累计爽约 6 次者，取消其后 6 个月的预约挂号资格。挂号网预约规则规定：90 天内爽约达到 3 次者，90 天内限制预约；14 天内取消预约次数达 5 次者，5 天内限制预约；处罚从最后一次爽约或取消预约的第二天开始计算。对爽约次数的限制规定有效地提高了患者就诊率，有利于医疗服务资源的合理配置。

（二）第三方平台介入，改善信任机制

在契约关系中，网络预约挂号主要依靠消费者通过指定的 App、网站或微信公众号、支付宝平台等办理，契约形式存在于患者与第三方平台、第三方平台与医院之间，患者与医院之间不再存在直接契约关系，患者在网络平台进行预约操作，其基础建立在网络第三方平台与医院达成的契约关系之上。第三方平台的参与和实名制的运行，极大地减轻了院方的工作量，患者身份信息得到认证，"黄牛"囤积大量号源的现象迅速减少。

在各种身份认证和实名制制度下，患者凭借医保卡或有效身份证等证件进行优先挂号，每张医保卡或有效身份证不得在同一时段的同一科室挂多个号，有效避免了"黄牛"囤积号源的现象。通过统一挂号平台，患者可在非人为操作的情况下清楚地了解开诊科室及医师情况、号源数量、挂号价格等信息，规避了医院工作人员与号贩子相互勾结等现象，提高了挂号透明度和患者对医院的信任程度。

但值得注意的是，网上预约挂号仍存在诸多问题：使用群体多为中青年网民，大量中老年患者因使用互联网有困难，依然选择现场挂号；网络预约挂号情况在医院等级、地域范围分布上存在较大差异，医疗资源分布不均等。根据易观（Analysys）发布的《中国在线问诊＆挂号行业半年度监测分析 2018 年下半年显

示》可知，截至2018年12月31日，我国三级医院的在线预约诊疗服务比例达到50%以上，在北京、上海等超一线城市，二级以上公立医院的在线预约诊疗服务比例超过70%。但是，我国三级医院数量占全国公立医院数量比重较小，三级医院入院人数占全国入院人数比重也较小。同时，经济发达地区的医疗资源相对丰富，总体上看我国各地区的医疗资源配置较为不均。

网络预约挂号也对医院挂号室提出了新的挑战目标。以往排队挂号、手工登记的工作方式正在发生变化，网络预约挂号正成为新的管理模式，这就要求挂号室的工作人员要有医学知识，正确分诊，且要精通计算机操作，充分利用现代化管理手段，提高业务能力和服务质量，以尽快适应医院发展和社会进步的需要。目前，由于各医院对预约挂号限定专家号的发放，预约挂号仍然存在提前抢号的现象。有部分患者没有条件上网、打电话，只能到窗口挂号，为体现公开性，医院仍不得不预留部分号源在窗口。为提高挂号效率，医院工作人员要科学合理分配网络预约、电话预约及现场挂号的比例，满足不同患者的需求。

第三节　制度变迁模式体现

在传统预约挂号中，患者进行预约挂号对人工、机器的依赖程度较高，时间和空间的限制较大，人工、材料和时间成本高，边际成本较高，且成本不会随着预约挂号人数的增加而减少，每位患者的预约成本差异不大。互联网技术降低了挂号的实际成本和边际生产成本，互联网的使用极大地降低了患者对人工和机器的依赖，打破了时空限制，每额外多挂一个号，其增加的边际成本较传统模式下降，几乎趋于零。

在传统模式中，不管是人工预约、电话预约还是诊间预约，其边际生产成本较高，每额外多挂的一个号与先前的那一个号的成本几乎相同，工作人员所做的工作重复，每位患者也必须付出相应的时间和金钱成本。在人工预约中，工作人员为每位患者的预约所付出的劳动都是相同的，患者为预约所付出的时间和金钱成本都是不同程度的高昂：选择耗费长时间排队或花大价钱买"黄牛"号；在电话预约中，每位患者的话费计费标准都是相同的，不会因为打电话人数的增加而降低计费标准，其边际成本相同；在诊间预约中，每位患者在医师处进行预约，所支付的预约费用也不会因为预约人数的增加而降低，每位患者所支付的预约费用也是相同的。

在网络预约挂号中，患者利用互联网进行预约，程序简单便捷，预约挂号时没有时间和空间的限制，预约成本几乎为零。且患者不用到现场排队、不必买高价黄牛号，避免了传统模式中的部分患者出现预约挂号成本极高的现象，每额外增加一位患者的预约成本也没有变化，边际生产成本几乎为零。预约挂号网络化的实现，除了跨时空的便利之外，无纸化、电子化等的改变也促进了成本的下降。目前在医院的部分科室，预约挂号后无须取号即可凭借短信等直接就诊，减少了患者的就诊程序，缩短了就诊时间。

互联网预约挂号所体现的是由成本的下降、边际生产成本的降低所导致的制度变迁。一方面，互联网预约挂号减少了人工、材料、时间等的使用和浪费，降低了医院和患者预约挂号的成本和边际成本，促使制度发生相应的变化；另一方面，第三方平台的介入为实施低成本和边际成本趋于零的互联网预约挂号提供了条件，使原先的制度合约主体发生了改变，这必然导致制度的变迁，使新的制度适用于低边际成本甚至边际成本趋于零的现状。

第四章

"互联网+交通"——网约车

第一节 传统打车及其合约

一、传统出租车行业及其经营方式的发展

目前市场上的出租车行业是较为成熟的,是自 20 世纪出现后几经改革而形成的,能够提供较为完善的服务。我国的出租车在经济比较发达、开放的中国香港和广东地区较早出现,随着经济的发展,出租车这一新事物也随之成为内地社会生活的一种需要。

在 20 世纪四五十年代,出租车是专门负责接待外国元首、政府首脑与高级官员、参加交易会的外商、海外华侨、港澳同胞等,需要外汇券才能乘坐。到六七十年代,出租车的经营方式发展为定点候客,乘客到站找车,司机接单载客。司机在完成一趟接待任务后,必须空车赶回服务点等候下一次的出车指示,不得中途载客。在 20 世纪 70 年代中后期,随着人民生活水平的提高,人们对出租车的需求日益增长,而毗邻港澳的广州也逐步打开对外开放的窗口,一些新的经营观念和服务方式开始冲击南粤大地。1978 年 2 月,广州市汽车公司在春交会期间印制了《告来宾信》:"在没有汽车服务点的地方需要用车时,如遇空车可招手示意叫车。"这打破了传统的封闭型服务方式和老经营格局,"扬手即停"服务也迅速在全国铺开。

在经营方式上,1992 年之前,广州市出租汽车司机是企业的固定工。1992年之后则全面趋向采用租赁(全承包)或融资租赁(供车)的经营模式,企业与司机之间以出租人和承租人的主体资格建立经济合同关系。在 20 世纪 80 年代之前,出租车没有安装计价器,收费由司机根据里程数进行收费。自改革开放

后，出租车行业如雨后春笋，车辆急剧增加至数十倍，但也随之带来了经营管理有漏洞、司机服务不规范、向乘客漫天要价等问题。为净化行业风气、诚信服务，"广汽"于1979年率先在全国引进了出租汽车计价器，规定司机必须按表收费，从而维护消费者的利益，规范出租汽车服务，提高出租车服务质量。

出租车被视为城市公共交通的重要组成部分，公共交通的紧缺与局限、较为宽松的管制政策为出租车行业在20世纪八九十年代的空前发展提供了条件。城市出租车市场规模爆炸式的增长引发的车辆规模超过城市承载力、市场恶性竞争、交通堵塞等负面影响，是政府之前未能预见到的。为此，1997年12月23日，前建设部、公安部联合发布了《城市出租汽车管理办法》，明确"出租汽车是城市公共交通的重要组成部分，出租汽车的发展，应当与城市建设和城市经济、社会发展水平相适应，并与其他公共交通客运方式相协调"，实行"统一管理、合法经营、公平竞争的原则"。政府对于出租车行业的全面管控意味着出租车行业的特许经营时代由此开启。

二、出租车行业经营特征

特许经营是我国出租车行业的根本特征。出租车特许经营是指从事客运出租汽车经营必须依法经过审批，取得客运出租汽车的特许经营权。它至少包含两层含义：一是出租车经营权由政府支配。根据《中华人民共和国行政许可法》以及《国务院对确需保留的行政审批项目设定行政许可的决定》的规定，"出租汽车经营资格证、车辆运营证和驾驶员客运资格证核发由县级以上地方人民政府出租汽车行政主管部门依法实施行政许可"。二是政府对出租车市场进行严格的管制。我国出租车行业的具体管制特征体现在：一方面是针对经营权利的准入管制，即基于行政区域的划分，由县级以上相关主管部门依法负责出租车经营权的配置，并在综合考量城市总体规划，以及在城市出租客运需求的前提下，控制出租车的总体数量以及设置特许经营权的指标年限；另一方面是有关价格与安全的质量管制，即出租车运营过程中的计价标准、服务准则与奖惩规则。

正是在政府的管制之下，特许经营权的配置塑造了出租车公司的市场优势地位。经营权配置发生于出租车特许经营主管部门与出租车运营申请者之间。从特许经营权的配置流程来看，主管出租车特许经营权的交通运输行政部门拟订有关特许经营权指标数量、出让价格、期限与车辆要求以及具体出让方式的出让方案。交通运输行政部门按照既定方案中的出让方式，以招标或者协议的方式出让特许经营权，并在行政部门与受让者之间形成出让合同，明确经营条件与约定服务。

运营牌照和出租车数量指标是市场上的稀缺资源。运营牌照一般由政府主管部门发放；出租车数量指标通常被出租车公司买走独占。在北京、上海等城市，出租车公司行业垄断性非常强，以北京市为例，出租车系统实行公司承包经营体制，出租车公司掌握出租车牌照，出租车司机需与公司签订合同获得牌照方可营业。而要成为一名出租车司机，则需根据相关规定申请出租车从业资格证，其条件也较为严苛：年龄不超过 60 周岁，持有 C 类以上（含 C 类）机动车驾驶证，驾龄 2 年以上且无重大以上交通责任事故；出租车职业培训考试合格并掌握相关道路运输法规、当地道路和人文情况、机动车维修和旅客救急等基本知识。在取得从业资格证后，办理服务监督卡即可准备营业。车辆可由司机自己购买或在出租车公司租赁，二者最大的区别在于营业时间，前者营业时间更为自由，可由司机自行决定、调整。从整个过程中我们可以看出，成为出租车司机并顺利营业过程较为复杂，申请条件较多，所需时间和精力较多，成本高昂。

三、出租车行业利润分配与"黑车"运营

在出租车系统中，乘客与司机的关系较为直接，与出租车公司的联系则较少，仅在投诉司机、咨询信息等情况下才联系出租车公司，关系较弱。其利润分配存在于出租车司机与出租车公司之间。出租车司机每月需缴纳一定的"份子钱"给出租车公司，缴纳"份子钱"后剩余的利润才为司机所有，如果司机当月遇突发事件或生病等不能营业的，也需缴纳"份子钱"，而司机只能亏本。

"份子钱"是指出租车租赁承包费，它是驾驶员向出租车公司按约定时间（往往是月），根据服务方式不同（单班或者双班）上交的经物价局核准的经营权使用费。"份子钱"的征收从属于出租车公司的自主经营范畴。由于特许经营，出租车市场的供应差使得出租车运营有着极大的利润空间。出租车公司为驾驶员提供基础服务设施或是基础服务平台，出租车司机为平台支出必要的费用。因此，"份子钱"的征收成为行业惯例，符合出租车公司的逐利需求，也是帮助政府承担管理成本的必要回报，并得到有关监管机构的认可与支持。

"份子钱"往往成千上万，从五千元到一万元不等。高昂的"份子钱"使驾驶员的运营压力极大，出现了很多成本较低的"黑车"。"黑车"是指从事客运经营的车辆或者驾驶人员不具备法定的客运经营资质。其运营属于《无照经营查处取缔办法》中的"应当取得而未依法取得许可证或者其他批准文件和营业执照，擅自从事经营活动的无照经营行为"。

"黑车"在"份子钱"高昂、运营车牌竞争激烈的情况下，是不少驾驶者为盈利的主要选择。在上下班高峰期、下雨天、车站、夜晚的酒吧等时段和地点经

常可见大批的"黑车"司机招客揽客的现象，且在这样的情况下，"黑车"司机经常会漫天要价，收费标准为普通打车费用的两倍甚至更高。

由于没有计价器或官方收费标准，"黑车"的收费由司机个人决定，在一般情况下，"黑车"将收费标准调整为较出租车更为低廉的价格以吸引顾客，这为"黑车"赢得了一定的市场。但"黑车"存在着诸多的问题：乘客安全没有保障，安全事故频发；没有官方认可，部分乘客不敢乘坐，收益波动较大；没有统一组织，乘客难以在需要时及时找到车辆；"黑车"主要客户来源于熟人或车站、景点、游乐场所等定点位置需要车辆的人等。

第二节 网约车及其合约

一、网约车及其政策支持

为加快落实《"十三五"现代综合交通运输体系发展规划》，充分发挥市场决定性作用和更好地发挥政府作用，推动以企业为主体的智慧交通出行信息服务体系建设，促进"互联网＋"便捷交通发展，让人民群众出行更便捷，交通运输部于 2017 年 9 月下发了《智慧交通让出行更便捷行动方案（2017—2020）》。该行动内容包括提升城际交通出行智能化水平、加快城市交通出行智能化发展、大力推广城乡和农村客运智能化应用和不断完善智慧出行发展环境；涉及市场、政府、企业等多个主体的协调合作。

2016 年 7 月，为贯彻落实《国务院关于积极推进"互联网＋"行动的指导意见》，促进交通与互联网深度融合，推动交通智能化发展，国家发展改革委和交通运输部印发了《推进"互联网＋"便捷交通，促进智能交通发展的实施方案》（以下简称为《实施方案》）的通知。《实施方案》提出，要以旅客便捷出行、货物高效运输为导向，全面推进交通与互联网更加广泛、更深层次的融合。政府要发挥投资的引领示范和杠杆撬动作用，充分吸引社会资本参与智能交通建设和运营。

交通运输部 2014 年 7 月 17 日下发的《关于促进手机软件召车等出租汽车电召服务有序发展的通知》中指出，出租汽车电召服务包括人工电话召车、手机软件召车、网络约车等多种服务方式。其中，手机软件召车能够为乘客提供高效便利的出行服务，有利于提高服务效率和服务水平。

国内某出行平台是"互联网＋交通"模式的典型代表。该平台是我国国内第一家使用移动互联网技术和新型网络智能叫车系统的应用软件,由北京某科技有限公司于2012年9月9日正式推出,先后与北京出租车调度中心96106、某德地图、某度地图合作,已成为全国最大的打车软件平台。该出行平台改变了传统打车方式,在移动互联网时代下引领用户实现出行现代化。

网约车进入打车系统后,改变了传统的出租车服务。一方面,它打破了传统出租车行业的垄断性经营,在为消费者提供了多种正式的打车服务,便利了消费者的同时,也为受"份子钱"所累的驾驶员提供了另一种谋生途径。另一方面,它和出租车公司不同,并非政府授权且没有特许经营资格,但它的出现为广大非官方出租车提供了驾驶员、乘客双方认同的服务平台和组织,具有一定的中介性质和作用,弥补了"黑车"没有统一组织、乘客不敢乘坐等缺陷。

二、网约车降低平台司机和消费者出行成本

在该出行平台运营模式中,消费者、平台司机、平台三者构成强三角关系,消费者通过该出行平台预约、呼叫车辆,获取车辆位置、车型、车牌号等信息,并在消费结束后通过平台给出司机服务评价;平台司机通过平台得到订单,获取消费者联系方式、所在位置、路线导航等信息;平台为双方提供统一的、官方的交流联系的渠道,发挥桥梁和中介作用,在一定程度上保障消费者利益的同时,与司机共享收益,进行利润分摊。其中,消费者与平台司机的联系更为紧密,双方通过直接对话确定准确位置,顺利上车,且司机的服务态度、为消费者提供的服务质量等直接关系到消费者事后的评价。

与传统出租车系统相比,成为该平台司机的条件更为宽松:男性年龄在22~55周岁,女性年龄在22~50周岁,驾龄满一年及以上即可申请成为该平台司机。首先进入其官方网站或App,根据手机号码选择注册司机,分为个人有车注册和个人无车注册,若个人有车,车辆条件为:裸车价格7万元以上;车龄在6年以下。其次,输入城市、姓名、身份证号码、车型,上传清晰的驾驶证、行驶证照片,下载软件,注册成功后该出行平台会发给司机一个下载链接,打开链接后下载客户端,根据密码上线后即可接单。整个过程所需手续和时间较少,且过程简便易操作,极大地降低了成本。

传统出租车打车方式为消费者打车只能通过在街边招手叫车,等待时间不确定,在上下班高峰期、下雨等特殊时段打车需求量大,出租车辆供应不足,打车较为困难,且出租车辆运营地段较为固定,多在城区等人口密集地区,郊区等较为偏僻的地段打车更是困难,增加了消费者的交易成本。该出行平台一改传统打车方式,消费者直接在网络出行平台上呼叫,附近司机可就近抢单,通常在1~

2 分钟内即有司机接单，消费者还可通过该平台查看车辆位置和等待时间，在特殊天气和拥挤路段还可提前预约，减少了消费者的等待时间，降低了出行成本。支付方式也由传统的通过出租车计价器现金支付转变为按平台计价线上支付，计费结算标准透明。

三、网约车满足用户多样化需求

此网络出行平台通过实现消费者出行的智能化，为消费者提供便利、高效的服务，提高了司机与消费者双方的效率，其制度有效性明显提高。其中，效率的提高在很大程度上得益于互联网技术的应用。该出行平台的一项优势在于运用大数据，通过对大数据的测算来分析补贴的红包发放的最优时间，并以此区分各种对价格敏感程度不同的客户来发放红包。该平台还利用大数据对订单进行分配，将客户的订单依据大数据预测分拨给最匹配的司机，使实施的补贴达到最大化效用，提高客户对平台软件的黏度。同时，该平台基于 AI 技术推荐消费者上车点，对实时数据进行学习、分析，并实时完成模型更新，自动分析得出最合适的停车位置。2017 年全年，这一出行平台为全国 400 多个城市的 4.5 亿用户提供了超过 7.43 亿次的移动出行服务（不含单车及车主服务），节省了司机与乘客通话超过 21 亿次；截至 2017 年底，该平台对 15 分钟后的出行需求预测准确率已超过 85%。科学技术的运用提高了该平台的智能化水平，资源配置得到优化，降低了空车率和打车难度，促进了效率的提高，增加了制度有效性。

近年来，我国 GDP 不断攀升，人民生活物质水平随之提高，城镇居民人均可支配收入已达到 28844 元，比上年实际增长 6.5%，全国居民人均消费支出 19853 元，比上年实际增加 6.2%①。随着居民消费能力不断提高，对公共交通出行质量要求也越来越高，该出行平台提升了乘客的消费体验，为消费者带来了舒适便捷的服务。且随着互联网时代的发展，人们的生活方式和消费理念发生了改变，电子商务逐渐渗透到人们的日常生活之中，智能手机作为互联网的一个终端充斥着人们的生活，为打车软件提供了发展平台，而人们也更加注重生活品质，追求舒适的消费体验。该平台不断发展完善，弥补了司机与乘客间的信息不对称问题。立足于人最本质的需求上，这一出行平台不断改进，设计出最为简捷易操作的界面，优化语音功能和订单分配效率，将"拼手快、拼价

---

① 《2018 年居民收入和消费支出情况》，国家统计局，http：//www.stats.gov.cn/tjsj/zxfb/201901/t20190121_1645791.html。

格"的模式优化为"拼合理",提升消费者的用户体验,满足用户打车出行的高质量消费需求。

为满足消费者多元化、个性化的需求,2018年该平台推出"礼橙专车"服务,旨在为高端商务出行人群提供优质服务的产品,每辆专车都是价位在20万元以上的中高档汽车,司机统一着装,上下车主动开关车门、提行李,车内备有免费充电器、干湿纸巾、雨伞等出行必备用品。迄今为止,这一出行平台针对不同的用户群体及其不同的出行需求已推出拼车、快车、专车、顺风车、豪华车、代驾等不同类型的出行服务,最大限度地满足了消费者的多样化需求。

四、网约车收益模式及其补贴实现

这一出行平台运营模式改变了传统出租车利润分配模式,利润分配主体转变为平台司机与平台本身。该平台的出现吸引一大批驾驶员的重要原因之一即驾驶员在享受平台服务的同时无需每月定时缴纳高昂的"份子钱"。不仅如此,在平台开始推行的头几年,平台更是为驾驶员和乘客提供补贴。2013年底,该平台开始独家接入微信平台,并支持通过微信实现约车功能和支付功能。2014年1月,此出行平台上的乘客每次优惠10元、司机补贴10元;3月,乘客每次优惠5元,司机补贴10元;平台司机每月不仅无需缴纳固定的"份子钱",而且可获得大量的补贴,甚至出现每月补贴额超过利润额的现象。

平台对司机的补贴投入力度是很大的。平台司机的收入主要由每天出车拉活的收入及平台的订单奖励、抢单奖励等"奖励收入"及乘客支付的动态调价、取消费、高速费等其他收入构成。平台公司方面表示,乘客应支付的订单金额绝大部分都发放给了司机,少部分留作平台的分成,这部分又以"奖励收入"的形式发放给了司机,其他收入都会全额交给司机。

根据中国IT研究中心(CNIT‒Research)发布的《2016年中国专车市场研究报告》显示,2016年前三季度,这一出行平台专车活跃用户覆盖率占比达96.7%,订单量市场份额为94.6%,两指标均以绝对优势稳居首位。在这一平台收购优步中国后,活跃用户数量大幅提升。在此出行平台公布的2017年数据中称,2017年全年,平台为全国400多个城市的4.5亿用户提供了超过74.3亿次的移动出行服务(不含单车及车主服务),这意味着全国平均每人使用这一出行平台打过5次车。这一出行平台的市场份额与用户量如此之大,可见其影响力之大,影响效力之强。

但随着平台对司机补贴的减少、每单提成的增加,该平台司机的利润也逐渐下降,对司机的吸引力降低。且打车面向所有乘客,老年人出行对出租车同样存在需求，而网络出行平台的操作对老年人而言较为复杂，伴随使用软件打车的群体的增加，老年人打车更加困难，降低了制度增益性。

网约车较传统出租车存在一种独特的安全隐患——电子支付和个人信息泄露的问题。一般而言，网约车平台与客户的交流以及支付都是在网上完成的，由于互联网的开放性，网络漏洞会成为黑客的攻击目标，成为企业和用户信息安全的潜在隐患。电子支付的安全性能否得到保障对消费者能否放心使用打车软件、完成线上支付起着决定性的作用。且出行平台收集了大量的数据资源与用户信息，一方面能够帮助企业完善打车软件的产品服务质量，锁定忠诚用户为其提供针对性服务，还可向政府等提供路况信息，实现交通动态化检测；而另一方面，用户信息存在被盗取、贩卖的危险，这将影响消费者的消费体验和对其产品服务的态度，产生负的有效性。

第三节 制度变迁模式体现

这一出行平台进入原有的打车服务平台，成为连接传统出租车系统与"黑车"的结合点，既吸引了一批出租车驾驶员的加入，又给"黑车"驾驶员提供了统一正式的组织。这一出行平台的运营所体现出的是在"互联网＋"环境下供给主体的生产能力急剧扩张，供给方原有的生产条件被改善。

在传统出租车系统中，对驾驶员来说，驾驶员无法避免高价"份子钱"，并且在此情况下，也依然存在大量的驾驶员想尽办法进入出租车系统拿到出租车车牌，甚至不惜花费上万元托关系走后门。出现这一现象的原因之一就是系统给驾驶员提供了统一的平台，拥有官方授权经营资格，能够获得较为稳定、丰富的客户资源。对于消费者来说，出租车拥有政府官方授权的资格，具有一定的安全保障，但打车较为不便，只能在路边招手打车，若乘客身处较为偏僻的地方或在上下班高峰期，或遇到某些特殊情况急需用车等时候，打车更是难上加难。

该出行平台从供给侧解决了这些问题。首先，无需"份子钱"即可加入系统，获得乘客资源；其次，这一平台系统是得到乘客承认的，是与乘客对接的，具有实际操作性；最后，对消费者来说，网络预约、随叫随到、线上支付等为乘客提供了便利。这些问题的解决都依赖于"互联网＋"环境，网络平台的成立和消费者对网络的使用普及程度都成为解决这一问题的基础和前提。

该出行平台的系统对于"黑车"来说，为其提供了一个"由黑变白""从地下走向地上"的平台和空间。在这一出行平台出现以前，也存在一些"黑车"组织，即乘客拨打电话给组织，组织安排"黑车"为乘客提供服务。但这类组织的传播途径有限，且往往是地区性的，地区与地区之间不同，其服务也多为长途客运。该出行平台则是一个全国性的、受到广大消费者接受青睐的统一打车服务平台，能够实现跨地域平台使用。这样，许多没有特许经营资格而想要经营谋生的驾驶员则有了去处，原先"黑车"的生产条件也得到了很大程度的改善。

互联网的出现和发展促进了网络平台的诞生，为该出行平台和其他应用创造了技术上的条件。商品或服务供给方不再局限于原有的实体经济模式和线下的经营方式，通过网络技术能够实现跨地域、跨行业的业务经营，克服传统商业模式弊端，从供给侧改进产品或服务质量，促进产业发展。

第五章

"互联网+教育"——网课模式

第一节　传统教育及其合约

　　中国教育发展至今已有数千年的历史。从上古时期到汉代儒家文化教育，到清末引入西方近代教育，再到近现代结合世界各国教育制度开设各类课程。学而时习之、尊师重道等教育精神被国人广泛传颂，传统教育的时间之悠长、影响力之大无可比拟。

　　传统的教学模式是在一定的教育思想、教学理论和学习理论的指导下，为完成特定的教学目标和内容而围绕某一主题形成的比较稳定且简明的教学结构理论框架及其具体可操作的教学活动方式，主要有课堂讲授型模式、以教为主的教学模式和以学为主的教学模式等。在传统教学中，教师是关键，教学内容、教学方式和方法由教师自己决定，教师是知识的传播者，是教授课程的主导者，学生在学习过程中则是被动的听课者，难以表达自己的观点。

　　在传统教育制度中，教育主体涉及教师、学生两个群体，教师为知识传授者，学生为知识接受者，教育行为常发生在学校或培训机构等固定场所，教学模式是典型的以老师为中心，以课堂为中心、老师单向灌输、学生被动接受（见图5-1）。

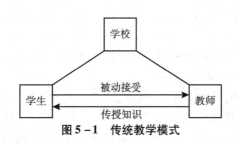

图5-1　传统教学模式

长久以来，我国教育理论界普遍认为，"教师中心""课堂中心"和"教材中心"是传统教育的主要特征。传统教育活动通常是在相同的时间和地点进行的，且面授是传统教育的典型特征。在传统教育中，老师与学生面对面交流，在教学过程中，由教师进行系统化的知识讲解，学生自主学习意识较为淡薄，教学模式较为单一，教师在授课过程中对学生具有一定的约束能力，课程讲授具有直观性。

　　在传统教育模式下，学生们一方面接受知识的教育，另一方面还接受着学校和老师对其进行的世界观、人生观、价值观的教育，在受教育的同时能够享受到一种文化熏陶。由于大都以学校为载体，管理较为严格和规范，因此，学生的学习环境相对良好，学习效率也较高，加之老师与学生之间、学生与学生之间的交流充分，传统教育模式具有一定的优越性。

　　源于赫尔巴特学派的"五段教学法"是目前我国各级各类教学实践中普遍采用的一种教学模式，基本过程包括激发学习动机、复习旧课、讲授新课、运用巩固、检查效果。传统教学模式由教师通过系统、细致的讲解，使学生掌握知识，这种教学模式以教师为中心，教师在讲台上向学生讲解已备好的课程，将自己掌握的知识利用课堂传播给学生，学生则被动接受，学生所接受的知识主要来自书本和教师，且教师面向群体为全体学生，讲授进度以总体为标准，对学生个体的照顾较少，教学形式以课堂讲解和课后作业相结合，测评方式也以传统纸质测试为主。

　　在学习费用上，传统教学模式通常需要学生支付学费、书本费等费用。我国九年义务教育的实行在一定程度上缓解了家庭的教育压力，《中华人民共和国义务教育法》规定，九年义务教育不收取学费、杂费。小学、初中教育后的学习阶段费用则基本上由学生自己承担。

　　在学习形式上，传统教学模式需要学生在学校、培训组织等教育机构进行学习，学习地点、时间固定，且通常采用老师在黑板上讲解、学生听讲的方法，学生接受知识的主要来源为老师。

　　在学习时间上，传统教学模式中一节课时长通常为 50 分钟，课间休息时间为 10~20 分钟，课程数量较多，学习时间较长，学生需长时间集中精力，持续学习。

　　在知识系统上，传统教学中学生接受的知识系统为课本上的知识结构和教师备课的知识结构的结合。

　　在学生层面上，传统教学往往根据总体学生情况调整进度，对学生个体关注较少，学生自身对知识的掌握情况以及学习进度亦较为模糊，对自身定位不准确，对自身所处阶段不了解，通常只能根据课后作业与测试加强自己对所学知识的掌握程度。

在教师层面上，传统教学常需要教师完成课前备课、课堂讲解、布置作业、课后答疑、纸质测试、批改讲解作业与试卷等教学内容，教师对学生掌握知识情况的了解也常通过作业完成情况和测试成绩进行评定。

在激励措施上，传统教学模式常以颁发奖状、奖学金作为对学生的激励，通过对学生不同方面的考量进行评定，如"全面发展奖学金""学习成绩特等奖"等，学生各方面的发展均可得到考察与肯定，奖状、奖学金等实质性奖励对学生的激励作用也较强。

传统教学模式有利有弊，应客观看待其有效性。一方面，老师对学生的了解、与学生的沟通较少，学生也将老师放在高高在上不可及的地位，学生的疑难困惑不能完全被老师所了解，导致了传统教学制度的有效性有限。另一方面，对于学生的个性化、有针对性的培养，传统教育模式的有效性较低：教师教学面向主体为班级全体学生，以学生总体学习情况为教学依据，对个体关注较少。

但应注意的是，传统教育模式的评价体系较为综合，全方位考量学生的德、智、体、美、劳各项全面发展，制度有效性高。且传统的人与人的教学模式有着其他教学模式不可比拟的优势——发挥人的作用，大大提高了制度有效性。教师与学生面对面进行学习内容的讲解与沟通，教师可通过学生的面部表情和反应判断学生对知识点的接受程度，学生也可及时反映疑点、难点。且学生与学生之间面对面的交流沟通也是极为重要的，他们通过同一个班级、同一个年级、同一个学校联系起来，不仅可以面对面交换思考方式和思维角度，加深对问题的理解，还可在学习交流中增进友谊和团结，提高人际交往能力，在愉快的氛围中学习，充分发挥人的作用和积极性。

第二节　网课模式及其合约

一、"互联网＋教育"及其政策支持

自 2015 年 3 月 5 日，李克强总理在第十二届全国人民代表大会第三次会议上所作的政府报告中正式提出"互联网＋"行动计划后，2015 年 11 月 19 日，刘延东在第二次"全国教育信息化工作电视电话会议"上强调，要把握"互联网＋"潮流，通过开放共享教育、科技资源，为创客、众创等创新活动提供有力支持，为全民学习、终身学习提供教育公共服务。随后教育部下发了《2016 年

教育信息化工作要点》，提出要做好教育信息化统筹规划与指导，加强教育信息化统筹部署，积极响应了国家的"互联网＋"行动计划。

2017年1月发布的《国家教育事业发展"十三五"规划》中首次提出"互联网＋教育"，指出"要大力推进教育信息化，推动'互联网＋教育'新业态发展"。2018年4月，教育部正式印发《教育信息化2.0行动计划》，其中指出，要推动人工智能在教学、管理等方面的全流程应用，利用智能技术加快推动人才培养模式、教学方法改革。2019年2月，中共中央办公厅、国务院办公厅印发了《加快推进教育现代化实施方案（2018—2022年）》（以下简称《方案》），其中指出要着力构建基于信息技术的新型教育教学模式、教育服务供给方式以及教育治理新模式。《方案》也明确提出要创新信息时代教育治理新模式，开展大数据支撑下的教育治理能力优化行动，推动以互联网等信息化手段服务教育全过程，并加快推进智慧教育创新发展，构建"互联网＋教育"支撑服务平台。

"互联网＋教育"是一种将互联网技术应用于教育领域的新的教育形式，旨在推进传统教育体制改革，不断满足人们对教育的多样性、个性化、灵活性需求，使得人们拥有更多选择教育的机会，让优质教育资源更容易获得。陈丽（2016）将"互联网＋教育"定义为：特指运用云计算、学习分析、物联网、人工智能、网络安全等新技术，跨越学校和班级的界限，面向学习者个体提供优质、灵活、个性化教育的新型服务模式。近年来，"互联网＋教育"模式不断得到发展，除了建立班级QQ群、微信群、公共邮箱等形式之外，还有一大批运用互联网的典型的教育机构。本节主要通过对典型的某个网课学院和某在校教育网校的分析，阐述其对制度产生的影响。

二、教育模式转变：从以教师为中心到以学生为中心

某网课学院是一个非营利教育组织，由孟加拉裔美国人，麻省理工学院毕业生，后又修读哈佛MBA的萨尔曼·可汗创立。其创立初衷是通过网络的方式，运用远程讲课指导远在家乡的亲人学习，由于请教他的人越来越多，他索性把自己的辅导材料制作成视频放到YouTube网站上，结果受到广泛好评，观看人数急速增加，萨尔曼·可汗后来决定辞去工作，全职从事课程录制，该网课学院渐渐发展成为一家世界知名的教育非营利性组织。该教育性非营利组织提供免费在线学习视频，内容包括数学、历史、金融、物理、化学、生物、宇宙学、美术史、经济学、计算机科学等学科，被新闻媒体和学术界认为正在打开"未来教育"的曙光，得到比尔·盖茨、谷歌公司等多位知名人士和多家公司的资金捐助与支持。

该教育性非营利组织利用互联网建立自己的网站平台，老师和学生均可使用。老师不再只是单向地灌输给学生知识，学生也不仅仅只是被动接受，在这种模式下，学生可自主、提前观看学习视频，主动获取知识，老师则通过该教育性非营利组织平台向学生推荐学习视频，并在平台上查看、监督学生的学习进度情况，课堂不再以老师传授知识为重点，而是对学生在观看视频和测试中遇到的问题进行解答，教学模式转变为以学生为中心、以老师为主导，课前预习、课中辅导、先学后教。该教育性非营利组织一方面可以为独立于学校之外的用户提供学习资料，另一方面也可以在学校教学中扮演重要的辅助性角色，且学习时间、地点不受限制，可由学生自己调节，自主程度高。

　　该教育性非营利组织带来的制度规则最大的变化是教学模式的转变。该组织改变了原有的教学模式，该模式不再以教师为中心，而是以学生为中心，教师由传统的知识讲授者、传递者变为学生学习的指导者、促进者和监督者，学生由传统的知识被动接受者转变为主动研究者，通过观看学习视频提前预习学习内容，进行主动思考、研究，课堂内容由传统的知识讲解传授转变为问题探究，学生将自主学习过程中遇到的问题提出来，由老师和学生共同探讨解决，教师与学生、学生与学生之间的交流互动增多，教师也可在该教育性非营利组织平台上查看每位同学的学习情况，教学形式由传统的课堂讲解和课后作业相结合转变为课前学习与课堂研究相结合，测评方式也不再仅限于传统纸质测试，转而以多角度、多方式综合考察。互联网技术为学生线上学习提供了平台支持，知识的传授通过信息技术的辅助、借助教学视频来完成，为传统教育模式注入了新的血液，与传统教育模式优势互补，促进教育事业朝更好的方向发展。

三、实施形式新颖，多样化需求得以满足

　　该教育性非营利组织在教学模式上与传统教育模式的差别直接导致其具体实施形式的不同，该组织在平台上的在线学习、在线测试、利用知识地图进行系统学习等新型学习方法都与传统教学模式存在很大差异。

　　在学习费用上，该教育性非营利组织在线平台资源均可免费使用，无需支付任何费用。

　　在学习形式上，该教育性非营利组织采用线上学习、测试的方法，对学习地点和时间没有限制，学生通过观看学习视频获取知识，且视频内容"未见其人，只闻其声"，视频中只有一块写字板，看不到主讲人，但配有相关文字、数字、公式等，视频旁白清晰，目的是使学生的注意力不在老师身上而在学习内容上，有助于学生跟随老师的思路一步一步思考。

在学习时间上，该教育性非营利组织则推崇"十分钟微课程"，该组织平台通过精心设计与深入浅出的讲解，将一个概念的讲解时间通常控制在十分钟以内，其网站中上千段教学视频时长都控制在十分钟左右，一方面，根据生理学依据，大脑的注意力集中仅在十分钟左右，十分钟之后，由于大脑缺氧，脑细胞会自动抑制；另一方面，当今网络时代信息碎片化，人们的注意力很难持久，十分钟微课程亦符合人们碎片化阅读习惯。

在知识系统上，该教育性非营利组织中的知识结构以知识地图为主，知识地图是该教育性非营利组织课程内容组织的基本架构，描绘了各类课程中的各知识点及其相互关系，地图中单个知识点是微视频内容的基本单位，也是学生学习的最小单位。

在学生层面上，该教育性非营利组织平台将学生对知识技能的掌握程度分为六个等级：学习困难、需要练习、完成练习、第一级、第二级和掌握级，其中掌握级为最高等级。学生观看视频后需完成配套的练习题和测试题，以评估所学知识技能的掌握情况，由平台定级别，只要学生处于最高级以下，平台则会不断提示学生进行测试挑战与学习。同时，学生可查看自己的学习进步报告，帮助掌握自己的学习进度，明确自己的知识掌握程度与所处学习阶段。该教育性非营利组织平台根据学生在线操作情况，自动统计生成学习报告，学生可设定时间段进行查阅，其中包括知识与技能统计报告、视频观看统计报告、参与活动统计报告和学生关注点统计报告共四份报告，每份报告中详细记录了学生的学习情况（例如完成的练习题数、多长时间内写出答案、观看视频累计时间等），配合柱状图、扇形图等多种图形表达方式，有利于学生更好地掌握自身学习情况。

在教师层面上，该教育性非营利组织中的辅导教师的职责是为学生提供引导，管理学生学习行为。首先，教师根据课程内容创建班级并将学生添加进相应的班级；其次，教师可通过在线平台统计学生进步情况的实时数据，并自动生成多种图表，内容覆盖全班学生总体学习进度、全班学生目标技能掌握程度和个别学生学习情况，通过图表教师可快速了解全班学生对不同技能的掌握程度，教师还可直接进入学生的学习页面查看学生的知识与技能统计报告，有助于教师更具针对性和更为全面地了解学生学习情况；最后，教师在获取学生学习情况的同时，可有针对性地为个别学生或同水平学生推荐学习视频和练习材料，规定视频观看与练习材料的完成期限。

在激励措施上，该教育性非营利组织将教育"游戏化"，通过授予奖章的形式激励学生在线学习，将课程学习转变为游戏攻关，将课程设置为由易到难的进阶方式，根据"满十分过关"原则，学生通过完成所有练习，达到十分则算攻关成功，攻关成功则发放"勋章"，奖章按等级划分为流星级、月亮级、地球级、太阳级、黑洞级和挑战破解级，每一级下都有相应的特别奖章（如"前测冠军""优秀的听众"等），也能对学生起到一定的激励作用。

四、打破传统限制，提高教育效率

该教育性非营利组织教学平台可对学生进行个性化、有针对性的培养，学生使用账号登陆网站后，平台会先要求学生选择自己感兴趣的课程，再根据学生的选择给出与课程内容有关的前测题，平台根据学生完成测试的情况考察其对知识技能的掌握程度，并有针对性地推荐相关的知识技能学习，通过个性化导航面板为学生学习提供指引，同时学生和教师可查看平台自动生成的学生进步报告，学生个性化程度提高，有助于教师针对性地培养学生，制度有效性明显增强。

在传统教育模式中，针对加强师生的交流沟通、提高教师对学生的了解程度的问题，该教育性非营利组织充分利用平台学习社区，为学生之间、学生与教师之间自由沟通交流提供了空间，学生可在学习社区内的讨论区域提出问题，同时也可回答别人的问题，平台不仅展示学生的提问、回复，也会统计学生的提问以及学生参与学习社区行为的次数。学生通过将自己添加到某个班级或成为辅导教师的辅导对象，该辅导教师便可获取学生在平台上学习的有关数据，教师可通过平台与学生进行互动，查看学生在讨论社区中的参与与讨论情况，对学生的提问做出回答，并对取得进步的学生提出表扬。同时，课堂内容由知识讲解转变为问题探讨，增加了教师对学生的了解，促进了师生、生生间的交流互动，提高了制度的有效性。

教育性非营利组织教学模式制度有效性明显高于传统教学模式还体现在教育性非营利组织在线平台强大的学习分析统计能力，这是传统教学模式所欠缺的。在大数据技术日益发达的今天，教育性非营利组织在线平台利用学生使用平台的翔实数据，为平台根据学生的特点做出个性化推荐提供了基础，也为教师掌握学生学习情况、设计课堂活动提供了依据。教育性非营利组织在线平台不仅在前测过程中发挥了大数据技术的作用，也在学生学习过程中得到了充分使用。平台会记录下学生完成练习和测试的全过程，包括题目、作答时间、是否使用提示等，有助于学生和教师诊断学生学习的问题和困难所在，学生活动分析和统计对教师掌握学生的学习行为具有重要作用，其技术保障增加了反馈信息，从而制度的有效性得到了极大提高。

但从中也不难看出，教育性非营利组织只关注到了学生的智育情况，对于学生同样重要的德育、体育、美育等方面的培养几乎没有作用，制度有效性较弱。也无法做到老师与学生、学生与学生面对面直接交流沟通，实时性弱，对人的能动性的发挥程度不够,降低了制度的有效性。

第三节　某在线教育平台及其合约

一、某在线教育平台及其教学模式

某在线教育平台的国际教育集团成立于 2003 年,致力于为 6～18 岁的孩子提供高品质的课外辅导,在全国范围内享有较高的知名度和美誉度,已成为北京乃至全中国范围内颇受家长和学生信赖的中小幼课外辅导品牌。孔子云:"学而不思则罔,思而不学则殆",告诫人们要将学习和思考结合起来,才能学到切实有用的知识和经验。2013 年,该教育集团将集团定义为一个用科技与互联网来推动教育进步的公司,实现传统教育和线上教育的融合。

小班面授是该集团最早采用的线下面授模式,面授课程能够让学生和家长深入体验整个教学过程,并与教师实时互动,利用线下授课的强学习氛围激发学生的学习热情。自成立以来,该教育集团坚持开放课堂,让教育过程变得更加透明,家长随时可以旁听,不满意随时退费。该教育集团的在线课程是顺应教育行业发展趋势所进行的探索。结合互联网直播技术和教学数据全程跟踪记录,监测整个学习闭环,记录每个学生的学习数据。教师通过学习报告,与孩子和家长进行一对一沟通。2015 年,该教育集团推出"双师课堂"教学模式。双师课堂是线上线下结合的教学模式,采用科技驱动教育、直播互动教学的课堂形式,主讲名师线上高效授课,与学生实时互动,辅导老师线下指导答疑,跟进学生听课和学习情况。通过 ITS 智能教学系统、IPS 智能练习系统、魔镜系统等先进的教育科技产品,双师课堂将课堂教学智能化、课后反馈及时化、学习情况数据化,真正做到让学习更有效。此外,双师课堂被应用于解决地区教育资源不均衡、促进教育公平的公益事业中。

在学习费用上,该教育集团下的每种教学模式的收费不同,费用在几百元到几千元不等。该教育集团下网校的网课收费较少,每期课程大多在六七百元,面授和双师课程收费较高,从一千多元到接近五千元不等。在该集团有过授课记录的学员可以办理终身会员身份。该集团会员制度规定,学员在进行二次消费时,均可享受一定的折扣优惠,并且可以享受折上折服务。若学员参与积分反馈,达到相应的数量,也可折现使用。该集团目前也与各大型门户网站进行合作,用户进行搜索看到折扣促销的信息时,可以领取相关课程的优惠券。

二、产品定位精准，供给凸显个性化

中小学在线教育平台根据学生的年龄、地域、学习需求，发展了多种各具特色的服务业务。一种是专注服务于 3~6 岁的关键期儿童进行思维培养的摩比思维馆，它以高科技 ICS 多媒体互动教学软件为支撑，运用情景模拟、动手操作、关键提问等多种教学法激发儿童主动探索与思考，使其获得与思维能力相匹配的逻辑思考能力、表达能力和创造能力，同时与中国基础教育相对接，帮助儿童在基础教育中脱颖而出。另一种是针对 6~18 岁中小学生，该集团开办了集团下的培优、学而思网校和智康一对一。该集团小班培优教育是该集团旗下历史最长、规模最大的品牌，为成绩优秀、学有余力的中小学生提供进一步拓展、提高的培训服务。该集团下的网校建立了中小学网络远程教育平台，自 2010 年正式上线运营以来，已覆盖全球近 200 个国家和地区。它采用国内先进的高清视频录制技术，为学生提供优质的网络教学服务。某一对一针对性辅导创建于 2007 年，它不仅关注学生学习成绩的提高，更关注学生学习兴趣的激发、学习习惯的培养和思维模式的塑造，满足中小学生各阶段课外补习需求。最后，该集团陆续推出了一系列图书。

该教育集团对于自己的品牌定位十分准确，它专注于中小学生的教育领域，不盲目扩大产品线和全国连锁规模。与其他教育培训机构相比，它注重"培优"而不是"补差"，即把中等的学生培养成优秀的学生，让优秀的学生变得更加优秀，在这个极其细分的市场中建立起自身的竞争优势。同时，它的课程覆盖范围广泛，包括幼教、小学、初中、高中课程，且它拥有现今国内非常完整的中小学教育网站：幼教网、英语网、奥数网、作文网、中考网等，是学生学习和家长交流的平台，加快了自身的发展脚步。

在运营方式上，该教育集团另辟蹊径，采取从低年级开始招生的方式，让学生"续报"。低年级的补课需求不如高三、初三年级强，这种业务总量较少，很多机构颇为不屑，而该集团集中力量招收低年级最优秀的学生进行培优，让其对集团的老师和产品产生认同感和学习的惯性，从而继续留在该教育机构学习高年级课程。同时，由于口碑的传播作用，还将招收到更多的学生。

在营销方式上，该教育集团一直靠口碑宣传，注重"和客户的亲密度"，专注于教研和备课、培训。在街上基本看不到该教育集团的任何广告和传单，它也不注重用明星打造品牌宣传。

在教学产品上，该教育集团的优势产品是在数学、物理、化学、生物等优势学科中的常规产品和竞赛等高端产品，产品的客户定位也定位于"培优"。该教育集团的文科科目，如语文和英语，都已经成为独立项目，文科综合科目尚在筹备阶段。

三、运用新兴科技，创新教育产品

该中小学在线教育平台非常注重教师资源和教学质量，由于该教育集团从低年级开始做起，教师和学生同步成长，所以该中小学在线教育平台几乎没有受到教师资源的限制。该中小学在线教育平台将教学质量视为重中之重，其创始人张邦鑫曾说："提高教学质量是第一位的。股价只是一个结果，如果有一点原因，就是源于我们的价值观：成就客户、务实、创新。"在教师成长方面，该中小学在线教育平台具有非常规范化的教材和教师培训体系，新教师成长只需要参加教学部门培训达到合格即可成为合格的培训师。

该中小学在线教育平台秉持"用科技推动教育进步"的原则，不断探索改善教学方式，自主研发了 ITS 智能教学系统、云学习系统、魔镜系列等先进教育科技产品。早在 2007 年，该教育集团就开始研发智能教学系统。经过十年打磨、三代革新、上亿元的投入，形成了现在的 ITS（intelligent tutoring system）智能教学系统。该系统结合体感、3D 等最新应用技术，兼容视频、语音等多媒体形式，进行多样的互动操作。学生在课堂上能听、能看，还能动手操作实验；老师可以利用庞大的数据库对学生进行随堂诊断，随时追踪反馈。

云学习系统为学生打造了全场景的移动学习中心，从课前预习到课后巩固，五大学习关卡帮助学生养成良好的学习习惯。云学习系统为每个学生建立了专属的学习模型、学科知识树及个人能力图鉴，进而推荐个性化的学习方案。基于大数据生成的学情报告让家长、老师对学生知识理解和能力掌握的情况一目了然，从而在教学上更有针对性地备课授课，实现因材施教的个性化教学。

2017 年，该教育集团发布了魔镜系统。该系统基于人工智能科技，依托成熟的面部表情识别技术，对学生的上课表情进行实时采集，从专注、疑惑、高兴、闭眼四个维度分析、判断学生的听课状态。这一状态以可视化的方式即时向老师展现，让老师能够据此调整课程，优化教学内容。同时，形成学习报告向家长反馈，让家长根据报告找到孩子学习的薄弱点所在。

该中小学在线教育平台分布范围广，为解决各地教学体系和考试大纲差异化的问题，保证全国分校的教研输出，该教育集团的教研中心推出了课件大师。该系统将知识点进行切片，老师可以根据各地区教学重点对课件切片进行任意组合，以适应不同地区的教研需求。此外，每一位老师在制作课件时，登陆系统就可以参考全国分校的同类课件，真正实现内部教研资源的最大化整合。

第四节　制度变迁模式体现

随着互联网的运用程度加深，产品日益呈现出多元化、个性化的趋势。一方面，随着新技术、新产业等的不断出现，消费者的需求日益呈现出多样化、个性化的趋势，商家为满足消费者需要而不断生产出各式各样的产品；另一方面，生产者为增加生产者剩余而不断生产出超出消费者需求或当前消费者暂无此方面需求的产品，从供给侧角度提高了产品的多样性和针对性，二者共同促进了产品的多样化和个性化。

上述以某中小学在线教育平台等为代表的这类"互联网＋教育"机构的出现，创新了教育形式，极大地改变和丰富了传统教学模式，弥补了传统教学中的诸多不足，从供给侧方面促使"教育"这类产品趋向多样化和个性化。

根据上述内容可知，传统教学模式形式较为单一，几乎不能体现从学生角度出发而产生的需求，学生也基本上没有考虑过可以根据自己特定的需求选择教学内容或教学方式等，即使是在课外辅导班或兴趣班中，学生也无法选择教师的教授方式，这种教学模式是单向的，是统一化的，其自身改革进度也是缓慢的。由于传统教学模式存在时间久，人们对其熟悉度高、包容性强，在这种情况下，对传统教学模式亟须变革的呼声较弱，教育本身寻求的变革较少，所采取的变化和改进都是小层面的，都没有从根本上彻底改变传统教学模式。

"互联网＋教育"模式促使了众多网课在线教育平台的出现与发展，从供给侧角度丰富了教育的形式与内容，通过"生产"出更大量的、覆盖范围更广的教学资料，如授课视频、练习题等，结合互联网科技使之面向全世界的有需要的人，以此来主动推动学生进行个性化、多样化的"消费"，既满足了本身已存在需求的消费者的需要，同时也形成了一股推动先前未产生教育需求的消费者在已生产出的产品中进行选择与消费的强大力量。这种教学模式是教、学互动的，是针对每位学生的具有针对性和个性化的专一教授的产物，是动态的，是根据供需双方需求不断进行更新的。这种改变是打破传统的，是颠覆性的，是前所未有的，是一种质的改变和飞跃。

利用现代信息技术不仅产生了线上教学等新的教育模式，同时也对改善线下教学起到了重要的作用。以某中小学在线教育平台为代表的线上教育机构通过特殊的系统、音频、视频等为用户提供教育资源，这是"互联网＋教育"的典型形式，大多在线教育平台都是利用此类型的教育模式。还有一类"互联网＋教育"的形式则是将现代信息技术引入线下课堂之中，如前所述的 ITS 智能教学系统、云学习系统等创新性产品都助力于线下课程教学，拓宽了"互联网＋教育"领域，促使线下课程教学与现代信息技术更好地融合。

"互联网＋教育"机构使得供给侧的产品或服务能够更为准确、及时地满足消费者需求，产品的多样化、个性化不仅源于需求侧，还源于供给侧。市场上的部分消费者需求有时是通过供给侧来刺激和开发的，没有供给侧生产提供的产品或服务，消费者是无法形成一定的需求的，比如如果没有某在线教育平台的创始人将视频放上网络共享的想法，就没有消费者对网课的需求。供需双方对产品或服务的创造、改进与需求共同促成了市场上丰富多样的产品或服务，最终形成市场上产品种类日趋多元化、个性化的局面。

第六章

"互联网＋乡村"——智慧农村

第一节　传统乡村及其合约

一、传统乡村农业发展问题

乡村也即农村，是指以从事农业生产为主的劳动者聚居的地方，是不同于城市、城镇而从事农业的农民的聚居地，有集镇、村落等，以农业产业为主，包括各种农场（畜牧和水产）、林场、园艺和蔬菜生产等，人口居住较为分散。

随着我国人口城镇化率的不断提高，城市扩张对农村耕地、林地等的占用，我国农村发展面临着巨大的挑战。中国政治发展的首要问题是农业问题，"三农"问题一直是党和国家工作中的重点。

在农业发展问题上，一直存在着收益低、设备落后、营销难等问题。农业作为广大农村人口的经济支柱和收入来源，对农民的生产生活起着十分重要的作用，但依旧存在一些不利于农业发展的问题。首先，气候在农业生产中发挥着决定性的作用。气候的干旱与否、降水量大小、温度是否适宜以及它们是否在合适的时间出现等都决定了农作物能否正常生长成熟。气候不佳将会影响农作物的收成，甚至造成农作物颗粒无收的恶劣后果，从而导致农民的收入下降。其次，农业设备的落后也阻碍着农业的发展。很多地区的农民还是采用较为原始的耕种方法进行生产，现代化的科技设备普及程度不高，生产效率较低。家庭联产承包责任制的实施在农村的落实也多是承包，少有联产，各家各户以家庭为单位，单独进行生产，实现大规模机械化、农业现代化、农产品多元化经营很困难。

农产品面临的一个重要挑战是销售问题。传统的销售路径是农民将生产出来的农产品经过简单处理后批量卖给农产品收购贩或当地的粮站，再由农产品收购贩出售给企业或其他零售店，经过加工后再出售给广大消费者。在收购过程中，一些农产品商贩往往给农民以较低的收购价格，农民的利润低，收益少。此外，滞销问题也会损害农民的收益。滞销问题经常是由于市场信息不对称或农民对市场反应滞后所导致的，一方面，农民会增加生产上一年度价格较高的、求大于供的农产品，导致供给大于需求；另一方面，农民对市场现状和未来趋势缺乏判断力，无法及时对市场需求做出反应。

农村信息教育的普遍落后也是阻碍农业发展的一项因素。农民难以根据土地类型种植效益最大的农产品，往往出现长年种植同一作物或盲目种植不适合当地土壤和气候的农作物等问题。科学生产方法的普及程度不够，无法实现在减少劳动力投入的同时提高生产效率。

二、传统乡村基础设施问题

实现共同富裕就要切实提高乡村人民生活质量，只有越来越多的乡村实现从小康走向富裕，社会主义新农村战略才能够顺利进行，共同富裕才能真正实现。首先，与互联网时代脱节、基础设施不健全等，严重影响着乡村人民的生活水平。家庭网络的欠缺堵塞了乡民获取信息的途径，阻隔了与外界的联系。其次，"要想富，先修路"也是乡村发展的路径之一。农村的交通道路因为建筑没有规划、地势忽高忽低、村委会财力有限等原因，存在崎岖不平、道路泥泞等问题，制约着农村的发展。随着越来越多的私家车的出现以及乡村自身对经济发展的追求，对道路的需求与日俱增。便捷的道路可加强村落与外界的联系，促进信息共享与传播，吸引外部投融资加快产业发展，增强自身吸引力。

近几十年来，高投入、高产出、高污染是我国经济飞速发展的突出特征，资源匮乏和生态环境污染再次使农业发展陷入困境。随着农村生活水平的提高和生活方式的转变，很多生活垃圾如塑料制品、废旧电池等不断出现，而农村缺乏完善的垃圾处理体系，这些垃圾中所含的汞、铅等有害物质，加剧了农村的土壤污染和水污染。农药、化肥的不合理使用也直接加剧了土壤的酸化和土地板结，过多的氮磷等也造成了农村周边水体的富营养化。

对乡村来说，基层政务活动并非完全透明公开的，基层腐败时有发生。习近平总书记强调："'微腐败'也可能成为'大祸害'，它损害的是老百姓的切身利益，啃食的是群众获得感，挥霍的是基层群众对党的信任。"[①] 一方面，一些地方没有村务监督机构，或者其机构名存实亡，不能充分发挥应有的监督作用；另

---

① 出自习近平总书记于 2016 年 1 月 12～14 日举行的中共十八届中纪委第六次全会中的讲话。

一方面，村民本身监督意识不强，认为事不关己高高挂起，不愿监督，同时也因为对一些政策和涉农项目资金等情况不是很了解，也无从监督。

社会保障是乡村发展中的薄弱区域，城镇居民与农村居民享受的社会保障体系成二元结构，农村的社会保障制度仍不健全，发展水平与城镇的社会保障水平相比还存在较大的差距。目前，我国农村社会保障体系覆盖面积小、保障资金不足、水平相对落后、管理体制有待完善。我国城镇已普遍建立起了基本涵盖所有项目的社保制度，而农村社会保障在住房保障、失业保险、生育保险、合作医疗和养老等项目上基本没有。乡村社保的现状是城乡分割、条块分割、多头管理、各自为政，出现"多龙治水"的局面，各部门和单位的地位和利益关系的矛盾易造成管理体制的混乱。加之我国农村社会养老保险和合作医疗采取由农民个人和集体缴费的方式，而农民自身缴费能力弱，很多农民放弃投保，大大削弱了农村社会保障的保障功能。

第二节　智慧农村及其合约

一、智慧农村及其政策支持

2015 年国务院出台《关于积极推进"互联网＋"行动的指导意见》，提出了关于创业创新和现代农业等在内的 11 项重点行动，此后，农业农村部积极推动互联网在农业农村的应用。农业农村部会同有关部门发布了《"互联网＋"现代农业三年行动实施方案》，28 个省区市出台了"互联网＋"行动实施方案，都将农业作为重要内容。互联网技术在农业生产活动中的应用不断深化，农业转型升级成效显著，新兴业态蓬勃发展，农村信息综合服务能力不断提升。

2015 年，国务院办公厅发布的《关于促进农村电子商务加快发展的指导意见》提出，到 2020 年，初步建成统一开放、竞争有序、诚信守法、安全可靠、绿色环保的农村电子商务市场体系。从 2015 年开始，农业农村部组织实施三次产业融合发展补助政策，到 2018 年年中，已经累计安排了 121 亿元资金支持融合发展项目，农村三次产业融合发展呈现出多模式推进、多主体参与、多利益连接、多要素发力、多业态打造的新格局①。

---

① 《国新办深入推进"互联网＋农业"促进农村一二三产业融合发展吹风会》，中华人民共和国农业农村部，http://www.moa.gov.cn/hd/zbft_news/hlw123cyrh/。

2016年，农业农村部、发展改革委等八个部门联合印发了《"互联网＋"现代农业三年行动实施方案》，提出在经营方面，重点推进农业电子商务；在服务方面，重点强调以互联网运用推进涉农信息综合服务，加快推进信息进村入户；在农业农村方面，加强新型职业农民培育、新农村建设，大力推动网络、物流等基础设施建设。同年，农业农村部印发《农业农村大数据试点方案》，在北京等21个省（区、市）开展农业农村大数据试点，建设生猪、柑橘等八类农产品单品种大数据试点。

2017年，农业农村部印发《关于组织开展农业特色互联网小镇建设试点工作的通知》，力争在2020年试点结束前，原则上以县（市、区）或垦区为单位，在全国建设、运营100个农业特色优势明显、产业基础好、发展潜力大、带动能力强的农业特色互联网小镇。

《关于落实发展新理念加快农业现代化，实现全面小康目标的若干意见》提出，始终把解决好"三农"问题作为全党工作的重中之重。中共中央、国务院印发的《乡村振兴战略规划（2018—2022年）》提出乡村振兴战略，农村加强利用信息技术加速发展。"智慧农村"作为信息时代农村发展的重要战略选择，对于实现农村加速发展、全面建成小康社会具有极其重要的现实意义。

"智慧农村"是不同于智慧城市的一种新兴概念体，是基于物联网技术的现代化新农村建设，针对中国农村普遍不发达的现状，实现农村生活现代化、科技化、智能化的目标。"智慧农村"是利用"智慧"的理念，在大数据环境下，运用物联网、云计算、移动互联网等智能技术，破除传统科层障碍实现多主体共同参与，对农村进行智慧治理，从而提高农民的生活水平。它主要由智能农业、智能农村电网、智能农村交通、智能农村家居等四大主要业务组成。

二、提高生产能力，创造社会效益

（一）农业生产信息化，农产品多途径销售

一方面，智慧农业建设打造综合服务平台，整合生产应急指挥、病虫害预测预警、在线咨询与智能诊断、质量安全追溯、农产品供求信息等综合信息，让互联网为农民提供政策、市场、科技等生产信息服务，推进农业生产经营管理智慧应用，引导发展精准化、自动化、智能化生产方式，建立农业物联网感知网络，对农产品生产过程信息进行远程采集、实时监测和预警管理，从而提高农民的生产效率和信息化水平。

目前，精准农业已经在一些规模化农业企业得到应用，尤其是种苗培育、畜

禽养殖、中药材种植等产业。实施物联网项目后可实现环境的精准监测、工厂化育苗和水肥一体化，节本增效效果明显。同时，由于种养殖全过程都处在物联网监测和控制下，可进行全程数据采集。

农业由于种养殖期长，市场预测偏差大，无论是农民还是农业企业，都很难对第二年的市场行情做出准确的判断。基于大数据支持的市场分析将大大提高市场预判的准确性，降低种养殖企业风险和生产型企业原料成本。通过大数据的精准分析和调研，能够更加有效地分析当前消费者真正的需求点，提高新产品的市场生命力。

另一方面，"互联网＋农业农村"的当务之急是让农产品出村，重点加强农产品分等分级、加工包装、冷链物流、电商服务等能力建设，确保农产品出村"出得来，出得好，而且出得好价钱"。"电子商务进万村"工作支持、鼓励电商企业到农村拓展业务和农民自身开展电子商务，支持旅游观光、生态休闲等领域拓宽电子商务应用，通过"互联网＋"的信息扩散能力，提倡线上支付、线下体验的互联网服务模式O2O，实现线上、线下相互促进。农村电子商务服务网点"县、乡、村"三级全覆盖和物流体系，以及"特色馆"和"产业带"等的建设，使农民市场营销和管理得到创新，有助于构建新型经营主体、小农户与大市场有机衔接，克服农产品收益低和销售困难等问题，帮助农民拓宽经济来源。

互联网信息的扁平化、透明化能够有效缓解传统农业的产业链长、信息不对称等问题，传统农业层次批发模式带来的高成本、物流损失、交流信息不畅等问题都可以通过互联网技术得到一定程度的解决。首先，基于互联网技术和物流配送系统的大型农产品交易集散中心集合了储运、批发、交易、拍卖等多种功能，能够依托互联网数据实现实时行情交易；其次，农产品的大宗消费习惯，必将催生以大宗交易为主的批发销售电商交易平台。

农业众筹作为一种新兴模式，可以发生于整个农业大链条的各个环节，包含了更多的内容和可选产品，为用户提供个性化的定制服务。"市民＋平台＋企业＋农户"的众筹项目，可为市民提供平台预定农产品，由农民根据订单组织生产，整条供应链由"产供销"变为"销供产"。

（二）基础设施完善，社会效益提升

2018年2月印发的《中共中央国务院关于实施乡村振兴战略的意见》指出，要继续把基础设施建设重点放在农村，加快农村公路、供水、供气、环保、电网、物流、信息、广播电视等基础设施建设，推动城乡基础设施互联互通。其中，水、电、路、网是乡村振兴的基础性工程，是影响乡村振兴的最大短板。

新常态背景下农村基础设施的不断建设和完善，保证了农民和市民在互联网

接入和融入信息社会时拥有均等的机会，避免了由于基础设施的差距导致"信息鸿沟"的扩大和加深，以农村基础设施的快速建设和完善为基础，改善农村生产活动和生活。智能农村电网和智能农村交通作为基础设施的重要内容，关乎着广大农民的日常生产生活。智能农村电网能够根据不同地区县城、城郊和农村的实际情况，建立适合各类典型区域的配电网供电模式，建设可靠性高、损耗低、电能质量高的电网。智能农村交通针对农村道路状况复杂、日益增长的车辆需求现状，建立包括交通状态感知与交换、车辆定位与调度、车辆远程监测与服务等的综合智能交通平台，真正实现"村村通"。

现代信息技术带来的新技术新模式为现代化水利带来了新的变革，在水利业务管理上体现出跨层级、跨地域、跨部门的精细管理、业务协同、智能决策。"互联网＋现代水利"极大地改善了传统农业"靠天赏饭吃"的状况，它围绕防灾减灾、水安全管理、水生态保护、执法监察、民生保障、工程管理等水利中心工作，以业务应用协同智能、信息资源整合共享、基础设施集约完善、网络安全稳定可控、保障环境优化健全为核心，为农业发展提供了基本的硬件保障，从而促使农业生产规模化、高效化。

目前，农村在高速通信网络、信息化建设、分部式智能设备、终端设备等方面的建设较为落后。"智慧农村"旨在在无线通信网络的基础上，加大有线高速数据通信线路的建设，优化分布式智能设备和终端设备的布局，促进农村、农业、农民信息的数据化，以"云—网—端"促进智慧农村基础数据的形成、汇集和沟通，不断探索算法，发掘智能计算的潜力，将大数据作为农业增收、农民生活水平提高的资源，以信息化基础设施带动农村其他设施的改善。

网络是打开农村通往外界的窗口，但网络通达率仍是制约农村发展的一个较大的"瓶颈"。村村通"信息高速公路"作为农村发展的基础设施，应努力实现互联网在农村的全覆盖，完善农村信息基础设施和提升农村地区网络服务质量，加快农村地区宽带网络和第四代移动通信网络覆盖步伐，实施"光纤入户"工程和数字乡村战略，全面搭建智慧平台。

（三）基层政务发展，多元主体治理

在"互联网＋"背景下，政务活动电子化和网络化为乡村基层政务活动的公开透明提供了技术支持，互联网也为乡民的参政议政和政务监督提供了渠道，保障了乡民的知情权、参与权、监督权等。一方面，随着互联网的普及，乡民可通过网络查看中央及地方政府有关惠民政策，以及通过网络渠道发表意见建议或向上级政府进行反映，可在一定程度上遏制基层官员贪污腐败；另一方面，基层选举也可采用网上投票和网络公开选举结果的方式，做到选举公开、公平、公正、

透明，让每一位村民都参与其中，了解选举结果。

农村政务服务的网络化使农民群众可以通过信息网络平台及时、准确、全面地获取有关农业农村等方面的信息资源，提升农村的信息化水平。同时，"互联网+"背景下的农村政务建设可以改变农村落后状况，促进经济发展，缩小城乡间的"数字鸿沟"和解决乡镇之间"信息孤岛"的难题，对建设社会主义新农村具有重要推动作用。

多主体参与是"智慧农村"的新型治理方式，治理主体包括政府、基层村组织、非营利组织、企业、村民等，多主体联合构成利益共同体，讨论、实施紧密配合，共同推进"智慧农村"进程。政府改变完全主导的认识误区，将中介机构、学者、企业、农民等多方主体吸引到智慧农村建设之中，发挥多方主体的力量，推动从政府主导向多方主体共同合作和竞争的规范化和市场化运作方式转变。多方主体能够综合利用各方信息、技术、应用和管理等资源，推进信息化建设，制定和完善有关信息基础设施和法制化建设，为农村发展注入新鲜血液，正确引导村民共识。同时鼓励农民参与到智慧农村建设之中，发现、满足和发掘农民的需求，了解农村存在的切实问题和阻碍农业发展的症结。在多主体的共同配合下，正确识别乡村治理中不同阶段的多维属性的特点，有针对性地进行治理机制选择。

三、"智慧农村"的影响

由此可见，"智慧农村"是促进农业现代化发展的重要举措，可以重塑农业发展模式。农民紧密根据市场需求调整农畜牧产品的生产，并利用电子商务等手段，促进贫困落后地区资源优势转变为市场优势，创新农业产业化的发展模式，形成新的产销形态。随着农民生产生活条件的改善，"智慧农村"将逐步提升农民的知识水平和自身素质，将农民置于更加开放的网络之中，使城市文明和外部文明与农村文明更好地融合，促进农村精神文明不断发展。"智慧农村"为农村基础设施的加速建设、社会服务的逐步一体化、市场的网络化以及收入水平差距的缩小创造了条件，是促进城乡一体化、实现全面建成小康社会的重要保障。农业产业化和现代化发展水平不断改善，促进了农村经济社会的全面发展，有效地缩小了城乡的发展鸿沟。多主体参与协同和合作互联，通过信息共享和相互促进，促进了农村从政府治理向网络治理和社会治理方向的发展，促进了农村在网络环境下的自治，"智慧农村"是新时代下农村改革和发展的重要驱动力。

考虑到"智慧农村"概念提出时间不长，"智慧农村"发展还处在较低水平的状态，因此它还存在许多的问题。首先，"智慧农村"的发展没有系统和完善

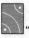

的理论指导，对农村的建设重点在于技术而非整体推进，也缺乏一些成熟而成功的经验和样本，且农民主体对其认识也不充分。其次，虽然政府支持力度不断增大，但其投入和精准性仍较欠缺，投资远不能满足其建设要求，精准支持也尚未体现。最后，农村在现阶段"智慧农村"的推进和发展过程中还停留在追随者的角色，是依托大企业、大资本发展的，其发展路径是从城市到农村的辐射。与此相比，农村和农民作为"智慧农村"发展的主体，却处于明显的弱势地位，他们对资源的控制力弱、发展思路的欠缺等都制约着主体地位作用的发挥。

第三节　制度变迁模式体现

"智慧农村"在"互联网＋"背景下依托大数据、云计算等现代信息技术，推动农业发展现代化，提高农民生活水平。"智慧农村"在改善农民生活水平、促进农村产业发展的表象下，更是带来了巨大的系统收益——良好的经济效益和社会效益。

现代化信息技术的引入一改农村传统生产方式，农民通过网络获取时下市场供需状况和适宜本地种植或畜牧的高收益的产品，及时调整自己的生产计划。对天气状况的持续关注让农民提前为种植或畜牧活动做好预警和准备，采用人工灌溉和温室大棚生产等技术，降低农民的生产风险和对气候的依赖程度，提高生产效率。

科学合理使用农药化肥，不仅降低了对环境的污染，同时增加了农产品的售卖价值和吸引力。绿色种植、绿色生产、天然无污染饲养、消费者自己采摘、开办农家乐等都为农村经济注入了新鲜血液和对外吸引力，在增加农民收入的同时，也满足了消费者对绿色产品、田园生活的需求，推动了农村经济发展模式的转变。

"智慧农村"行动让农民的日常生活更加智慧、便捷。家庭有线和无线网络的普及让家家户户都能连上网，足不出户也能了解国家和社会事务，缩小与城市的差距。电子商务模式的应用更是让农民受益良多，一方面通过网络宣传自己的产品，增加销售途径，省去中间商直接与消费者面对面交易，另一方面农民也可通过网络购物购买自己需要的商品或服务，增加生活便利度。交通、水、电、气等基础设施的"智慧化"满足着人们最基本的生活需要。完善的交通道路是推动农村产业转型的基础和前提，也是实现与外部连接的关键且必要的设施。农村基层事务全方位处理机制完善了农村社会综合事务管理的各项工作，为基层干部廉洁自律提供了技术保障。

在"互联网＋"环境下，"智慧农村"为农村和农民所带来的一系列的收益和好处都没有被"智慧农村"这一概念体或其他任何企业组织所内化成为私有的收益，其所带来的是我们所关注的系统收益。在政府带领下的企业、社会组织或其他机构对"智慧农村"建设的资金投入，以及政府的财政拨款等都在农村的经济转型和发展中得到了补偿，通过对农村建设前期的投入，为农村产业发展和农民增收注入了强大动力。

在这一发展背景下，农村资源要素加速流动，城乡统筹进一步发展，城乡差距逐步缩小，农村生产要素和城市资源之间实现合理配置，推进了城乡一体化发展步伐。农业的规模化、集约化、标准化经营推动了现代农业的发展，优化了城乡土地、人口、产业、空间布局，突破了传统分散的生产方式，提高了生产效率，农业竞争力得到提升，生产效益逐步提高。政府、企业、社会等多方主体的共同参与打破了信息孤岛，实现了资源互通，有利于农业的精细化、数据化与信息化管理，从而构建现代农业产业新格局。

第七章

"互联网 + 房地产" ——互联网住房租赁

第一节　传统购房及其合约

一、住房制度发展

中国传统观念"居者有其屋"驱使着大部分的中国人宁可背负着房债、变为"房奴"也要购买属于自己的房产。在过去十几年中，由于中央与地方税制改革等原因，政府拍卖出售了大量的土地，而此时正值我国人口红利释放期，处于经济飞速发展、人民生活水平日益提高、人口向城市大量迁移的时期，城镇住房需求大量增加，我国房地产行业迎来了发展的"黄金时期"。

1949 年，中华人民共和国成立后实施"统一管理，统一分配，以租养房"的公有住房实物分配制度，城镇居民住房主要由单位解决，资金主要来自政府拨款。福利住房制度是我国计划经济体制的一个重要组成部分，并在之后的住房制度变迁之中具有"路径依赖"性。一方面，它保证了城镇居民的基本住房需求，也实现了低成本、高积累的经济快速增长；但另一方面，福利住宅经济效率极为低下，且其导致了住房的分配不均，助长了平均主义和权力寻租行为的增长，住房的统包统分也给国家和企事业单位带来了沉重的经济压力。

1978 年，邓小平提出了住房改革问题，开启了我国住房制度的改革。1980年，中共中央和国务院正式提出实施住房商品化政策，允许私人住房建设和购房，房地产市场化改革正式启动。1988 年，国务院印发《关于在全国城镇分期分批推行住房制度改革的实施方案》，住房制度改革进入了整体方案设计和全面试点阶段。1993 年，国务院房改委领导小组召开会议并提出建议"以出售公房为重点，售、租、建并举"的方案。1994 年，国务院下发了《关于深化城镇住房制度改革的决定》，确定了房改的根本目的是"建立与社会主义市场经济体制相适应的新的城镇住房制度，实现住房商品化、社会化；加快住房建设，改善居住条件，满足城镇居民不断增长的住房需求"。自我国取消了公立分房制度，实行住宅商品房制度的改革和土地制度改革后，房地产市场投资规模不断攀升，房地产行业不断发展。

1998年7月，国务院发布了《关于进一步深化城镇住房制度改革加快住房建设的通知》，明确了深化城镇住房制度改革的目标。此时，恰逢亚洲金融危机，为度过危机、扩大内需，我国政府已经意识到房地产行业是中国经济潜在的巨大增长点，这也倒逼着政府全面实施新的住房制度，进行房改以启动住房消费需求，推动住房分配从实物转向货币化、住房信贷、土地招拍挂等的改革。

联合国对一些发达国家房地产市场发展的研究表明，发达国家在经济起飞期都存在一个房地产快速增长期，时间为20～30年。中国人均GDP在1998年达到821美元，当时正值中国住房货币化改革实行之际，房地产行业开始进入市场化运作阶段，也即房地产行业真正的起步阶段；2003年我国人均GDP接近1300美元，房地产行业开发投资进入快速发展阶段。根据国务院发展研究中心预测，预计到2030年左右，中国人均GDP将达到8000美元，中国房地产行业仍将保持一段时间的快速发展。[1]

2014～2016年，中国经济面临下行压力，房地产库存较大，政府接连出台刺激政策，如放松限购限贷、加强信贷支持和税收减免。从2015年3月开始，以深圳为代表的一线城市量价齐升，随后陆续扩散至二线、三线城市。2016年至今，中央政治局会议提出"抑制资产价格泡沫"，随后，各城市密集发布限购、限售、限贷等调控政策，房地产市场迅速降温。

根据前瞻产业研究院发布的《中国房地产行业市场需求预测与投资战略规划分析报告》统计显示，2014年是中国房地产市场调控政策的"拐点"，调控政策由强力行政干预走向市场化，在"分类调控"原则主导下，多项"救市"措施频出，多地楼市下降。2015年继续受到2014年政策滞后作用的影响，房地产开发投资增速降为负值。

截至2018年，全国房地产开发投资达到了120264亿元，同比名义增长9.5%，创历史新高。进入2019年后，1～5月全国房地产开发投资达到46075亿元，同比名义增长11.2%，其中，住宅投资33780亿元，占房地产开发投资的比重为73.3%[2]。

① 王振华：《中国房地产行业发展现状及未来发展趋势》，载于《中国市场》2012年第45期。
② 前瞻产业研究院编：《中国房地产行业市场需求预测与投资战略规划分析报告》，前瞻产业研究院网，https://bg.qianzhan.com/trends/detail/506/190624-b51ad81f.html。

近年来，以美联储为主的世界主要经济体已不再实行量化宽松的货币政策。在这种大环境下，中国的货币政策也逐渐步入稳健发展阶段，房地产行业作为典型的资金密集型产业，也逐渐失去了大笔资金的流入支撑。

中共中央一再强调"房子是用来住的，不是用来炒的"，要求剥离房子的金融属性，强化居住属性，并坚持实行一城一策、因城施策、城市政府主体责任的长效调控机制。从国家统计局公布的统计数据来看，目前，我国大多的大中城市房地产市场日趋稳定，在长效调控机制作用下，我国房地产市场也将越来越稳定。

二、买卖合约内容

在这段房地产黄金时期，房价虽不断上涨，但消费者对住房的需求还是以购买为主，租赁为辅。购房是消费者对住房的主要需求，它意味着消费者通过一定的货币量将房屋所有权从房地产开发商处转移至消费者所有，消费者拥有房屋的所有权和使用权等相关权利。一般来说，消费者的购买行为是购买房屋产权，房屋产权由房屋所有权和土地使用权两部分组成，但它们是不可分割的，因此，一般将房屋所有权也称为房屋产权。房屋所有权是属于法律规定的范围内的，可以排除他人的干涉，对其所有的房屋进行占有、使用、收益和处分，是一种绝对权，即房屋所有人不需要他人的协助就可以直接实现自己的权力①。房屋所有权的期限是永久性的，而土地使用权的期限根据有关法规为四十年、五十年或七十年不等，到期后需重新缴纳土地出让金获得土地使用权。房屋所有人持有中华人民共和国房屋所有权证，房屋所有权的设立与转移都需办理房屋所有权登记和变更登记手续，否则不发生相关法律效力。

消费者购买房屋的所有权包括房屋的拥有、使用和收益。具体而言，房屋所有者对房屋的所有权是房屋所有权的基本内容，房产所有者事实上拥有对房屋的控制权。使用权是使用房屋的权利，根据房产的性质使用房屋是一种权利。拥有房屋使用权的人不一定是拥有房屋所有权的人，只要通过一定的法律契约即可获得房屋的使用权。产权人行使房屋的使用权必须无损于房屋的本质，按照房屋的自然性能、经济性能和规定的土地用途使用房屋，同时必须遵守法律法规和社会道德，不得损害公共利益和他人的合法权益。房屋所有人的收益是产权人收取房产所产生利益的权利，包括收取房屋租金等。处分是指产权人在事实上或法律上对房产进行处置的权利，如将自己的房产进行出售、出租、抵押、赠与等，是房屋产权的

---

① 刘乾：《农村宅基地使用权继承问题研究》，新疆农业大学硕士学位论文，2012年。

核心，也是房屋产权最根本的权利。处分权一般只能由房屋产权人行使①。

为保护消费者权益，消费者在购买房屋时应与房地产开发企业签订购房合同。购房合同是根据《中华人民共和国合同法》《中华人民共和国城市房地产管理法》等有关法律法规的规定，买受人和房地产开发企业在平等、自愿、协商一致的基础上就买卖商品房达成的协议，一般包括商品房预售契约和商品房买卖契约两种。合同主要包括以下内容：甲方即房地产开发企业的土地使用依据及商品房的状况（位置、面积、现房、期房等）；房价，包括税费等；付款的约定，包括优惠条件、付款时间及付款额、违约责任等；交付的约定，包括期限、逾期违约责任、设计变更约定等；质量标准，包括装饰、设备标准、承诺及违约责任等；产权登记和物业管理的约定；保修责任；乙方即买受人的使用期限；双方认定的争议仲裁机构；违约赔偿责任以及相关事项及附件包括房屋平面图和装修等。

三、购房交易模式

期房交易是我国一手房交易市场常见的交易模式。房屋买卖合同签订后，买方经常需要等待一段时间后才能够获得房产的实际交付，并在开发商的协助下完成转移产权的不动产登记。但是在实际生活中，购房人已经支付定金或购房款后，房地产企业延迟履行交房等义务或完全倒闭的情况时有发生。根据《最高人民法院关于建设工程价款优先偿权问题的批复》，确定了消费者（购房人）对购房款的权利优先于工程价款优先受偿权和抵押权的制度。

当双方未履行合同时，如果管理员决定继续履行合同，则另一方应履行并有权要求经理提供担保。如果管理人或债务人终止合同，根据《企业破产法》，另一方声明索赔，并要求赔偿合同取消而产生的损害。

在购房时，消费者可选择不同的付款方式进行购房。一次性付款是指双方签订买卖合同后，买方在一定期限内付清房款的95％，剩余5％在交房时一次付清。分期付款是指消费者在付清首期房款后分若干期付款，包括免息付款和低息分期付款两种方式。银行按揭贷款是指由银行先行支付房款给销售方，购房者之后按照协议逐月向银行支付贷款本息。

与一手房相比，二手房价格相对便宜，这也是二手房的最大优势。二手房选择空间较大，房源市场大，其配套设施也相对完善，社区环境趋向成熟，二手房本身的装修也已完成。二手房属于现房买卖，购买风险相对较小，周边的交通、物业等已经成型，在商品上的变数较小。此外，购买产权清晰的二手房，签订房

---

① 彭诚信：《农村房屋买卖中的善意取得适用问题》，上海交通大学硕士学位论文，2013年。

地产买卖合同之后即可办理产权变更、产权过户等手续。

在二手房交易中，业主是否付清房款对交易模式有着重要影响。若业主已付清房款，则二手房买家可以一次性付款和以银行按揭两种方式购房。双方都一次性付款购房，这是二手房交易中最简单的方式。交清放款后，只需办理好房产证过户手续即完成交易。若买家以银行按揭方式购房，则需将非贷款部分支付给业主，在房产过户后，买家可持房产证到银行办理按揭手续，银行则将所有贷款一次性付给业主。

若业主以按揭方式购房，买家以一次性付款方式购房，则必须付清业主的购房贷款余额，赎出房产证后方可办理过户手续。若买卖双方均以银行按揭方式购房，则需业主先将房产证赎出，然后买家与银行签订贷款协议。办理过户手续后，业主可先收到非贷房款部分，在买家办理完按揭手续后，银行将会把所有贷款一次性付给业主。

第二节　互联网租房及其合约

一、互联网租房市场发展现状

2017 年，住房和城乡建设部等有关部门选择广州、深圳、南京、杭州等 12 个城市作为首批房屋租赁试点城市。试点城市的地方政府已经形成并支持国有租赁公司作为培育租赁企业的重要举措。在国家部委和地方政府的大力推动下，阿里、京东、银联等纷纷进入房屋租赁市场，万科、碧桂园、招商蛇口等房地产企业抢先"卡位"长期出租公寓业务。在政府和企业的共同努力下，中国房屋租赁市场的建设不断加快。

2017 年 8 月，在杭州市政府主导下，杭州市房管局和某电子商务集团旗下创新业务事业部、某金融服务集团旗下芝麻信用达成战略合作，杭州市将借助该电子商务集团的技术能力、生态资源，打造全国"智慧住房租赁平台"，把公共租赁住房、长租公寓、开发企业自持房源、中介居间代理房源、个人出租房源全部纳入平台管理。同年 10 月，北京市住房和城市建设委员会网站显示，由某自营式电商企业全资控股的北京某信息技术有限公司成为北京住房租赁监管平台技术合作项目的中选单位①。

---

① 贵阳网络广播电视台：《房产》，见 http：//www.qguiyang.com/af/2018 - 3 - 21/1521606790812.shtml。

各大互联网巨头纷纷跨界涉房，一方面是为了获取住房租赁市场的红利。我国拥有数量庞大的流动人口，且移动智能手机和互联网普及程度逐渐提高，房价的剧增也为居民增添了很大压力，住房租赁市场前景广阔。另一方面，通过建立政府信用担保管理平台，获取房地产客户的生活数据，并将数据与吃、玩、购、行等数据联系起来，形成数据闭环，有助于研判未来零售业营销战略。艾瑞咨询发布的《中国长租服务行业研究报告》显示，2018 年中国长租行业市场规模达 1.57 万亿元，同比增长 9.6%，巨大市场下网络房屋租赁平台的机会也更多。从整体上来看，A 股上市公司涉足房屋租赁市场的方式主要包括以下两种：一是上市公司旗下自有品牌涉及"互联网＋租房"；二是通过参股或控股形式来涉足"互联网＋租房"市场。

　　在"互联网＋"背景下，成立了诸多网络房屋租赁平台，如某同城某租房等等。网络租赁平台依靠大数据、云计算等信息技术，为房东和租户提供了统一的服务平台，打破了房源信息不对称的局限，逐步实现双向的精准匹配。用户从线上选房、线下看房，再回到线上交易，最后退租等，整个完整流程都可以在平台上得以实现，部分平台还提供电子合约保障等标准的交易体系和交易双方互评机制，在节省了消费者的时间和精力等成本的同时，保障了双方权益。

二、交易方式创新，交易成本降低

　　某自营式电商企业旗下的房产于 2018 年 9 月底上线了该企业下的直租业务，为消费者提供了贯通租房全流程的一系列管家式服务，如前期看房、租后管理等。目前，某公寓、某信息科技有限公司等已加入其中，且该直租租房也在与万科泊寓、龙湖冠寓等众多一线品牌公寓开展合作。

　　某网络租房平台于 2014 年在上海成立，致力于打造极致消费者租房体验平台，专注于"真房源""去中介""免佣金"，基于口碑和服务构建租房大平台。在这一平台的机制中，房东直接将房屋挂在平台上，平台通过线下设备收集信息，以确保信息的真实性；租户可以很容易地找到房东并省去了交易佣金；平台信用体系监管房东，保证客户利益和服务质量。这一平台上的流量统一管理将倾向于高品质的业主和长期租赁品牌，以实现驱逐劣币的服务体系，提高口碑和信誉。在服务体验上这一网络直租平台强调"一 App 在手解决所有租住需求"，租户可以在互联网上完成寻租、生活支付、在线投诉、转租和再转租。

　　2017 年，某独立第三方支付平台率先在北京、上海、深圳、杭州、南京、成都、西安、郑州 8 个城市推广信贷租赁，不再收取押金。所谓的信用租赁房就是专门在这一支付平台的租房程序中设置了"免押金"页面，目前可以享受

"免押金"服务的是该平台芝麻信用分在 650 分以上的用户。这一平台的房源大多来自与该平台合作的租房平台，所有上线房源，租借双方会签订电子合同。

另一创立于 2004 年的中国白领互联网租房平台，以 SaaS 管理系统构建平台"地基"，通过与某金融服务集团进行战略合作，以技术赋能租房领域，实现找房、签约、交租等一系列线上化服务，做互联网租房 2.0 的先行者。该平台 SaaS 公寓管理系统是国内使用最为深入的公寓管理系统，依靠系统，该平台可以实现"房源空出自动上线，房源出租自动下线"，从而在系统层面大范围保障了平台"真房源"。同时，这一平台成立了循环稽查体系，通过智能对比、抽查、实地确认等方式二次验真，为租户提供真实可靠的房源。平台还提供在线合同签约、在线支付房租等线上服务，完成从找房到租后的完整闭环，租户可通过平台公众号、App 获取服务，一个手机掌握租住房源的所有动态。

在"互联网+租房"模式下，新的租赁模式——C2C 模式逐渐实现。它去掉了中介环节和流程，允许业主和租户依靠大数据快速找到对方并直接进行通信，无需中介费和任何其他形式的费用即可实现业主和租户之间的直接对接。网络租赁平台根据客源和房源数据库进行信息匹配，实现业主和租户之间的信息对称，同时降低需求方的决策成本。

由于"互联网+租房"处于新生发展阶段，还存在很多待完善之处。部分网络平台的住房出租价格明显较高，平台从中获取暴利，其房源和租户等的信息的重复率高，真实性也较差。用户在网络平台的信息和支付也不能得到安全保障，用户信息被泄露等情况时有发生。且"互联网+租房"还在发展之中，缺乏相关法律规定的保障，一旦发生纠纷或欺诈行为，用户很难取证和维护自己的权益。

三、租赁合约主要内容

购买行为与租赁行为的目的和成本不同，其权利和义务也必不相同。随着消费者消费观念和消费心理的变化，加之购房成本与日俱增，对房屋的租赁需求也不断增多。在房屋买卖合同中，用于交易的是房屋的所有权，而在租赁合同中，交易物是其使用权。

消费者在购买房屋和租赁房屋中享有不同的权利和义务。承租人是房屋的实际使用者，而不是房屋所有者，即房主，即消费者通过租赁获得房屋使用权而非所有权的权利。业主是指产权所有人，有权对房屋进行转让、转赠、使用等，租客只有使用房产的权利，只能享有房屋使用过程中的权利和义务。

为保证双方权益受到法律保障而不受损，双方应订立书面租约，其内容一般包括：双方法律认定的姓名和房东地址；租客入住的日期；租金；租金交付日期；房东所提供的设施和服务项目；除租金外，租客必须支付的其他费用和额外费用。房东有权在确认租约之前或当日收取押金，但押金金额不得超过一个月的租金。如果房东想要增加租金，房东的第一次租金增加必须在租客入住 12 个月后。然后房东可以每 12 个月增加一次租金，房东必须在租金增加开始前 90 天以书面形式通知租客，且要写明新的租金是多少以及从哪一天开始实行。房东负责保养和维修房屋，但如果因租客导致房屋内的租赁设施有任何损坏，租客则要支付所有的修理费用。

在租赁关系中，如果租户想要转租房屋，则需要房东的同意。房东可以驱逐房客，其原因是房客已经欠租了一段时间或者损坏了租赁房屋或公共区域内的设施，或者让非租客进入租赁房屋造成损失，房东需要向租客发出终止租约通知，告知租客问题。

网络租房模式大大增加了租赁房屋的透明性，用户可在网上充分了解房屋状况后再决定是否线下看房，节省了交易成本。在传统租赁模式中，租户常被押一付三、押二付三、季付、年付等规则所困扰，而"互联网＋租房"的模式，充分利用了移动互联网技术、金融资本和社交媒体等，除提供给消费者个性化的、科技智能化的居住体验外，还给予了租户极大的基于信用的金融支持。互联网房屋租赁平台对房东来说，节省了宣传告知成本，免去了自己花费大量时间和精力找租客的成本；而平台对租户来说，为其提供了一个具有庞大租房信息量的平台，省去了租户自己找房源的成本。

第三节 制度变迁模式体现

移动互联网、大数据、云计算等现代信息技术为网络房屋租赁平台的搭建提供了技术支持，在此背景下，"互联网＋租房"模式日益走向成熟。随着这一模式的日益兴起和发展，加之社会现实的需要，消费者对住房租赁的需求与日俱增，与此同时，消费者对房屋的需求由买卖合约向租赁合约转变。

在传统购房模式中，消费者通过一定的价格购买房产，获得房屋的所有权，包括对房屋的占有、使用和收益等，体现的是买卖合约的特点。首先，出卖人与买受人之间的交易，是以房屋的所有权为交易对象的，买受人以一定的价金购买房产，房产的所有权从出卖人处转移至买受人手中。消费者购买房屋后获得房产的所有权，可根据自己的偏好利用房屋，将房屋进行出租、转让等。其次，此合约的成立是有偿的，也即消费者获得房产的所有权是以支付一定的价金为代价的，在此体现为房价的高低。随着房地产黄金期的发酵，各个城市的房价均有很大涨幅，从每平方米几千元到上万元、十几万元不等，消费者购买一套房所需成本在几十万元到上百万元不等，消费者的购房成本越来越高，这从侧面推动着消费者对住房的需求由买卖合约向租赁合约转变。

买卖合约成本的逐日升高，加之城市流动人口不断增多，为租赁合约存在的巨大市场奠定了基础，而"互联网＋"背景下现代信息技术的广泛应用则为租赁合约市场打开了大门，提供了网络租赁平台建设所必需的技术要求，充分调动了出租人和承租人的积极性，使出租人有地可去，承租人有地可寻，正面拉动了一大批消费者对房屋租赁的需求。

在租赁合约中，承租人仍需付出一定的价金，但其合约成本远低于买卖合约成本，平均每个月的房租在几百元到几千元之间，较之于高昂的购房成本，租房价格给予消费者的经济压力更小。经济负担的减轻带来的是承租人对房屋使用权而非所有权的获取，承租人通过付给出租人一定的价金获得某一段时间的房屋使用权，而房屋所有权仍归出租人所有，承租人不能擅自将房屋进行转租或利用该房屋谋利。

在传统租赁市场中，出租人与承租人沟通不畅，获得对方信息较为困难，出租人常通过张贴小广告、告知亲朋好友加以宣传等方式发布信息，承租人则往往通过朋友介绍、向小区门卫打听等传统方式获得出租信息，它们带来的是时间和精力的巨大耗费，且难以保证承租人能够寻找到理想的房屋。后来线下中介的出现，如某家等，在一定程度上改善了出租人与承租人之间的信息不对称，但高价的中介费也让许多消费者望而却步。

依靠大数据和移动互联网等技术成立的各个网络房屋租赁平台，为出租人与承租人发布和搜寻信息提供了舞台，极大地改善了双方信息不对称的情况，使租赁合约市场取得了质的飞跃。路径搜索和匹配算法的应用使消费者能够根据自己的喜好选择理想的租赁对象，促使双方达成交易，且网络租赁平台几乎没有中介费用或收取费用较低，租赁合约市场得到极大扩张。但同时，由于相关法律法规和监管体系的缺失或不够完善，我国的租赁合约市场依然存在较多的问题，在消费者隐私的保护和保障信息真实性等方面有待改进。

第八章

"互联网＋政务"——电子政务

第一节　传统政务及其合约

一、传统政务及其存在的主要问题

政务意指政府的事务性工作，即行政事务。传统政务模式是与现代电子化、网络化的政务服务模式相区分的，是一种高成本、低效率的粗放式的管理方式。传统政务模式一般与纸质媒介相关，是一种面对面接触式的政务处理方式。

长期以来，传统政务办公依赖于将纸质文件作为信息传递的介质，多以手工操作或手工操作辅以办公设备来完成，办公方式落后，程序烦琐，效率较低。传统政务的地域性特征明显，采用集中管理制，人们在政府部门办事需要到各地所管辖的部门所在地进行办理，若涉及不同的部门，则需按照各部门的要求递交材料和办理事务，各部门之间信息较为封闭，交流困难，需耗费人们大量的时间和精力。

机关内部机构垂直层级多，管理者众多，管理费用较高。传统政务的工作程序烦琐，手续也较为复杂，规范性较差，导致了大量的重复劳动，带来人力、物力、财力上的浪费，工作成本提高。政务工作对信息的检索和利用仅限于政府和相关机构掌握的有限的材料资源，对海量信息资源的开发利用程度不够，也不能满足人们对信息资源的深度、广度、时效性的要求。在传统政务工作中，决策层与执行层、执行中的上下层信息沟通速度较慢，成本高，且信息失真率较高，往往存在决策层意志与执行层贯彻过程相偏离，影响政府行政职能的有效发挥，易造成机构臃肿膨胀、人浮于事、行政流程复杂、办事效能低下等负面影响。

在传统政务中，政府与公众的关系较为疏远，常表现为政府将政策、公告、程序流程等信息通知给社会公众，而公众则听命于政府，受其指挥和安排。公众在政府办事时，也是按照政府工作人员的指令和要求行事，因而，在传统政务中，机构庞大、程序复杂、手续烦琐，加之工作过程中的不确定性和人为因素，大大遮盖了政府活动的透明度，使中间环节缺乏有力的民主监督，公众不能有效监督政府活动，易滋生官僚主义和腐败现象。

二、传统政府门户网站

自1999年国家启动政府上网工程开始，各级政府和部门相继建立了基于互联网的政府网站，但在实际运行过程中还存在很多缺陷。部分政府网站在设置信息和部门分类时没有考虑到公众对政府的了解程度，还存在将服务分类与具体服务项目混合呈现等现象。如果用户不了解应该到哪个部门办事或办事的主题属于哪类，那么在使用政府门户网站时则会十分不便，体验不佳，其网站的信息获得性差、服务水平低。

在具体实践中还存在着一些政府忽视实际情况和现有条件，断然将传统服务手段摒弃的现象。首先，公众需要办理的很多事项只能在网上进行预约才能办理，这就导致了那些不熟悉网络工具的老年人等人群即使在办事大厅，且现场办事人较少也依然不能直接办理业务，这有违于便民、利民、为人民服务的宗旨。其次，很多政府门户网站对应解读回应和"互动"过程中的公民参与度不足，政府在对信息进行网络公示时，没有设置专门的公众互动渠道，对民意反馈的重视程度不够。

服务内容是政务服务存在的基础。政府门户网站服务内容建设基本还停留在信息公开和在线服务初级阶段，服务栏目设置的无序性和内容质量的失序性表明了政府门户网站的设计和结构规划布局不合理，欠缺规范性和标准化的约束，信息管理制度和监控审核机制的实施不到位。各级政府对自身网站的功能缺乏科学的论证，存在流于形式、走过场而条件不充分启动政府网站的情况。

此外，一些政府门户网站还存在栏目、链接和产出无效的现象，一些功能栏目和链接提供的信息内容不足、时效不佳，甚至出现空栏目、空白页现象。信息内容滞后、缺失，动态更新速度慢，回应不及时，信息发布不准确等问题严重影响着政府及其自身网站的服务功能，其信息和服务质量不足，长此以往，势必会带给用户不友好的体验结果，给公众造成政府"形式主义""形象工程"和"花架子"的印象，损害政府及其网站的信誉，降低了公众的满足度。

对于传统政务的高成本、低效率的管理方式和政府门户网站的诸多问题，究其原因，一方面是传统政务服务机制和公务人员的思想观念存在不足，另一方面则是在技术上没有跟进，技术的限制使得一些问题难以得到有效解决。

职能和机构设置不当使职能履行不均衡，政府资源不能得到有效配置，职能的过细分工也常演绎出相互推诿、推卸责任或政出多门的现象。面对信息时代多元化的用户需求，传统政务的基础设施建设薄弱，信息共享程度低、成本高，与多元化、交互性用户需求相矛盾。政府部门工作人员缺乏积极主动、沟通协调的意识，支配、强制、消极被动等官僚化思维尚未被彻底清除，这种思维固化影响着政府的决策和工作作风。横向沟通不畅通、服务效率和意识低下，不能考虑不同服务对象群体的差异化、个性化需求，合作协作机制的缺失也难以让政府同各企业、社会组织等外部组织机构形成多方良性共治的格局。

第二节 电子政务及其合约

一、"互联网＋政务服务"及其政策支持

随着互联网的推广、计算机的普及，电脑和移动办公设备为人类社会进入信息时代奠定了物质基础，引发了世界范围的信息革命。一方面，局域网与互联网互联，各个终端均能实现有效连接；另一方面，互联网使得人们可以随时传递、交换和共享信息资源，加快了信息交换速度，提高了信息资源的利用率，促使信息资源的开发利用渗透到经济和社会生活中的各个领域，推动了经济、社会等各方面的发展。信息时代互联网在发挥政府职能和实施政府管理方面均起到了积极作用，政府通过互联网发布信息也远比通过纸质介质发布的信息容量大、速度快、形式灵活。

2016 年 9 月，国务院印发了《关于加快推进"互联网＋政务服务"工作的指导意见》（以下简称为《意见》），强调政府要优化服务流程，创新服务方式，推进数据共享，推行公开透明服务，最大程度利企便民，让企业和群众少跑腿、好办事、不添堵，共享"互联网＋政务服务"发展成果。《意见》提出，到 2020 年底前，建成覆盖全国的整体联动、部门协同、省级统筹、一网办理的"互联网＋政务服务"体系，大幅提升政务服务智慧化水平，让政府服务更"聪明"，让企业和群众办事更方便、更快捷、更有效率。

为加快推进政务服务"一网办通"和企业群众办事"只进一扇门""最多跑一次"，2018 年 6 月，《国务院办公厅关于印发进一步深化"互联网＋政务服务"推进政务服务"一网、一门、一次"改革实施方案的通知》中又再次明确要加

快推进电子政务，打通信息壁垒，构建全流程一体化在线服务平台，建设服务型政府。

政务服务平台已成为当下提升政务服务水平的重要支撑，对优化运营商环境、便利企业和群众办事创业发挥了重要作用。"互联网＋政务服务"的不断推进，加快了全国一体化在线政务服务平台的建设速度，从整合资源、优化流程、强化协同等方面着力解决企业和群众问题，使政务服务从政府供给导向向群众需求导向转变，从"线下跑"向"网上办"、从"分头办"向"协同办"转变。与传统政务信息资源的地域性、集中管理性等不同，电子政务充分利用各地区平台，整合各类政务服务资源，协同共建，整体联动，提升了政务服务的便利化、集约化和管理规范化的水平。

二、以民众需求为导向，改善政务服务

电子政务在建设中坚持问题导向和需求导向，坚持以人民为中心的发展思想，有针对性地重点解决民众办事的难点和痛点所在，将主要问题聚焦于手续复杂需要反复跑的事项，因事制宜，对各类办理事项分别提出推进方案。与传统政务服务信息资源的集中管理性和地域性不同，电子政务运用大数据、互联网和人工智能等信息技术，可以实现信息资源跨地区、跨部门、跨层级、跨系统、跨业务的有效汇聚和充分共享，推动线上线下融合互通，使民众办事能够全城通办、就近能办、异地可办，从而不断优化政务服务流程，提升用户体验，提高民众对政务服务的满意度。

全国一体化在线政务服务平台能够进一步使线上线下深度融合，线上线下共用一套服务标准、一个办理平台，政府相关信息能够在政务服务平台、移动终端、实体大厅、政府网站和第三方互联网入口等服务渠道同源发布。依托网上政务服务平台，实时汇入网上申报、排队预约、现场排队叫号、服务评价、事项受理、审批（审理）结果和审批证照等信息，实现线上线下功能互补、无缝衔接、全过程留痕。同时依托国家政务服务平台身份认证、电子印章、电子证照等基础支撑，推动证照、办事材料、数据资源共享互认，以压缩办理环节、精简办事材料、缩短办理时限，实现更多政务服务事项的申请、受理、审查、决定、证照制作、决定公开、收费、咨询等环节全流程在线办理。涉及多个部门或地区的事项办理，如投资项目审批、工程建设项目审批、不动产登记等，将逐步实现多证合一、多图联审、多规合一、告知承诺、容缺受理、联审联办，从而缩短审批时间，更好地为企业或民众服务。

民众在传统政府门户网站中发现的分类混乱、空白页、空栏目等现象得到了

114

有效解决，且针对民众"无处可诉"的问题，为增强政府对社情民意反馈的重视，电子政务按照"统一规划、分级建设、分级办理"原则，形成上下覆盖、部门联动、标准统一的政务服务咨询投诉体系，畅通了网上咨询投诉渠道，以及时回应和推动解决政务服务中的热点难点问题。政府通过完善平台功能，与各类政务热线做好对接，对事项上线、政务办件、证照共享、结果送达等事项服务，开展全程监督、评价、投诉并及时反馈，从而实现群众诉求件件有落实、事事有回应。

三、行政主体推动，决策理念转变

随着移动互联网的发展和智能终端的普及，微博、微信公众号、软件 App 等新媒体在人们的日常生活中扮演着越来越重要的角色，为此，政务服务事项正在向覆盖范围广、应用频率高的移动端延伸，并不断强化对各级政务服务平台移动端的日常监管，强化注册认证、安全检测、安全加固、应用下载和使用推广等规范管理，为民众提供多样性、多渠道、便利化服务和分级运营、协同联动的全国一体化在线政务服务平台移动端服务。

在"互联网+政务服务"背景下，电子政务也逐渐改变着行政主体的决策理念，服务型政府、企业型政府、责任型政府等新的行政管理理念深入人心，继而推动行政决策主体改变以决策主体为中心的理念，转向更多地从公众的角度出发，更多地考虑公众的利益和需求。电子政务的开放性使得公民、企业、政党、社团和其他社会组织参与政务活动更加容易，方式更加灵活，领域更加广泛，这也使得政府政策通知等更加开放透明，方便公众行使民主监督权利，促使政务公开和廉政建设。行政组织的结构形态也随着电子政务的发展而趋向扁平化，信息技术的运用打破了原有政府之间的物理界限，使各级政府的各个部门拥有一个统一的信息共享、互动管理网络平台，在一定程度上打破了传统行政组织之间条块分割、等级森严的格局，使组织形态由金字塔式向扁平型转化。

电子政务极大地促进了政府管理和服务的发展，一改传统政务高成本、低效率的粗放式管理模式，政务办公的电子化和网络化极大地节省了人力、物力和财力成本，提高了政务办公效率，促进了政府管理服务和决策的科学性，有利于政务的公开透明化和管理服务过程中的民主化，让民众更多地参与到政务中来。但与此同时，克服传统治理思维的固化和僵化对电子政务的发展来说是一项挑战，且随着信息技术应用的增多，对政府工作人员的要求也日益提高，同时还必须注意保护网络信息安全和隐私安全。电子政务在我国的利用和发展还处于不断完善的过程中，这也是提升我国行政管理水平和质量非常关键的机遇，政府应注重在继承传统行政模式下的优点的同时，用电子政务弥补传统政务中的不足。

第三节　制度变迁模式体现

在政务服务中，随着互联网的普及和信息时代的发展，公众要求更多地行使政治权利和参与政治生活，也对政府的管理和服务提出了更高的要求。在"互联网+"背景下，公众已经习惯在网上进行购物、会员注册、网上支付等线上办理事务，因此公众也希望能够将办理政务事项从线下转移至线上，公众需求逐渐趋于多元化和个性化。大数据、云计算和移动互联网等现代信息技术为政府转变政务管理和服务方式、满足公众多样化需求创造了条件，推动着传统政务模式向"互联网+政务服务"下的电子政务模式转变。

在政务管理和服务模式中，政府是政务活动的管理者和公共服务的提供者，可视为公共产品和服务的生产者。社会公众作为被服务的对象，接受政府所提供的公共产品和服务，也是所需办理事项的主体，可视为公共产品和服务的消费者。

在传统政务模式中，政务活动以行政主体即政府为中心，较少考虑公众的需求和反馈，作为被服务对象的社会公众处在一个较为被动的状态，生产者和消费者角色十分鲜明。在这一模式下，政府办理事务以自身需求为中心，各层级政府和各个部门都要求公众按照规定提供给对应的部门以相应的材料，且公众所需的材料往往是到相关部门咨询工作人员后才了解，因此公众办事儿时在多个部门来回跑、跑很多趟等情况十分常见。行政组织结构条块分明、分工明确，各个部门之间相对独立、联系较少，因此部门之间很少合作，公众所提交的材料也无法在部门之间流动。

在我国，公民享有知情权和监督权，行政主体从自身出发对政策和相关规定、公示等进行公开，却忽视了公众表达意愿、提出意见建议的渠道较少、不畅通的现象，有的政府机关甚至流于形式，政府门户网站上出现空栏目、空内容的现象，而公众也是表达无门。

"互联网+政务服务"下的电子政务，一改传统以生产者为中心的政务模式，将消费者即社会公众放在政务模式的中心，政务服务从政府供给导向向群众需求导向转变，政府坚持问题导向和需求导向，公众（消费者）对政府（生产者）的意见建议和切实需求成为政府采取行动的依据，公众的数据也成为政府的消费产品。

以人民为中心，首要的要求就是打开群众表达意愿和提出意见建议的大门，畅通群众投诉和反馈渠道，使公众有处可诉、有地可去，使政府更好地了解人民的意见建议和社会公众的切实需求，更具针对性地解决公众办事的痛点和难点，因此，"互联网＋政务服务"下的电子政务在政策解读和民众反馈上进行了很大改进，设立了专门的留言区和市长信箱等民意反馈渠道。

为了改善群众办事需多个部门来回跑的现象，电子政务依赖于大数据和互联网技术，建立了网络统一平台，使得各级政府和多个部门的数据资源可以共享，信息可以传递。行政主体将公众办理事项所需的材料和流程也通过网络进行公布，使群众在办事之前就可以了解所需提交的材料和所必经的流程。这极大地降低了公众的办事成本，提高了政府办事效率，减少了由于信息资源和纸质材料的重复递交所造成的浪费。

"互联网＋政务服务"下的电子政务以公众为中心，政务服务围绕群众需求展开，优化了政府工作流程，解决了智能交叉、审批过多等问题，推动管理型政府向服务型转变。电子政务使得政府运作更加公开透明，在一定程度上遏制了"暗箱操作"、贪污腐败等现象，公众参与政治生活的机会增多，对政府的监督也将更有效。信息资源的共享和传递使得政府信息资源的利用更加充分和合理，信息资源的统筹管理和综合利用避免了信息的闲置、浪费和重复建设，使信息资源更易存储、检索和传播，共享的范围和数量也更大。通过网络可以实现快速和大规模的远程数据采集和分析，实现跨地域信息的集中管理和及时响应，增强监管者的核对和监管能力，降低了管理成本。

第九章

"互联网＋金融"——P2P 网贷

第一节　传统借贷及其合约

一、银行借贷模式及内容

传统借贷主要是银行贷款，是指银行根据国家政策以一定的利率将资金贷放给资金需要者，并约定期限归还的一种经济行为。银行贷款根据不同的划分标准，具有不同的类型，如根据偿还期不同分为短期贷款、中期贷款和长期贷款，根据利率约定方式不同，分为固定利率贷款和浮动利率贷款等①。

在传统借贷中，银行借贷模式涉及主体主要为借款人（个体、集团）与贷款人（银行），银行借贷对借款人要求较高，有银行指定的准入规则，借贷条件较为苛刻：借款人需为年龄在 18～60 岁的自然人，实际年龄加贷款申请期限不应超过 70 岁，且需具有稳定职业、稳定收入、按期偿付贷款的能力。银行借贷对借款人的收入和信用要求非常严格。如果借款人的收入很低或信用很差，很难通过银行申请贷款。银行更青睐中高端客户，以及具有强大还款意愿和强大还款能力的客户。

以北京为例，北京地区从 2010 年 5 月 10 日前后开始发放外地户口在京购房贷款，贷款人必须提供近一年的纳税证明或一年的社会保险证明，以证明其在北京工作满一年。在此基础上，银行还需根据提供的材料进行审核，审核通过后方能下发贷款，且根据贷款类型的不同，其贷款额度也相应不同，以个人信用贷款为例，一般会要求借款人月均收入不低于 4000 元，可申请到的贷款额度一般为

---

① 姚计堂：《财务公司贷款及利息计收的相关问题探究》，载于《会计之友》2012 年第 23 期。

月收入的 5～8 倍。由于银行贷款的严格审查和大量的考核指标，贷款审批周期较长，贷款通常较慢。

根据国家监管要求和风险控制要求，对借款的使用有明确的要求。特别是对贷款场景和贷款使用有严格的要求。银行贷款利息自 2015 年 10 月 24 日起实施银行存贷款利率表：六个月（含）4.35%，一年（含）4.75%，一至五年（含）4.9%。各银行贷款理论部可以此为基准上下浮动。

借款人需与贷款人即银行签订借贷合同，其内容主要包括：（1）借款种类，是根据借款人所属行业、借款用途和期限等来确定；（2）借款用途，是指借款人使用贷款的范围和内容；（3）借款数额，其是合同的标的；（4）借款利率，包括年利率、月利率、日利率等；（5）借款期限，短期贷款的期限一般不超过一年，中长期贷款的期限最长不超过十年；（6）还款资金来源及还款方式，也即借款人采用何种方式将贷款归还给贷款人；（7）担保条款，其目的是促使借款人履行还款义务、保障银行信贷资产的安全；（8）违约责任，一般包括出借方和借款人的违约责任；（9）当事人双方约定的其他条款。

二、银行借贷类型及相应条件

由于贷款的类型不同，申请贷款的条件和所需材料，以及可申请贷款的数额也会不同。个人信用贷款是日常生活中较为常见的贷款方式，通常借款人出具二代身份证、稳定工作证明、收入证明、贷款用途证明，个人信用良好，月收入不低于 4000 元即可申请贷款。若银行审核通过则可申请月收入的 5～8 倍的贷款。房屋抵押贷款的利率通常为基准利率，还贷压力较小，对借款人除了信用方面的要求外，该房屋面积要大于 50 平方米，年限在 20 年之内，且房屋要具有较强的变现能力，贷款额度不能超过房屋评估值的 70%。经银行审核通过后，可申请最高不超过 1500 万元、期限最长为 20 年的贷款。

大学生创业贷款条件则较为宽松，只要是在读以及毕业两年之内的大学生，大专以上学历，年满 18 周岁即可通过出具学生证、成绩单等材料申请贷款。个体户贷款主要针对的是融资困难的个体户，只要具有完全民事行为能力，有当地户口，有固定的经营场所且收入稳定，能够提供合法的抵（质）押物，在贷款行开设存款账户即可。房屋按揭贷款针对的是有良好信用记录和还款意愿且有稳定收入、具有支付所购房屋首期购房款能力的购房群体，向银行递交有效身份证及婚姻状况证明，所购住房的商品房销售合同或意向书，并在银行开设个人结算账户以及具有有效的担保即可申请。

由此可见，银行贷款申请条件较为苛刻，限制性条款较多，手续复杂费时，借款人需耗费大量时间办理业务，但借款人仍有可能耗费大量时间后不能成功申请贷款。一方面，银行贷款的期限和额度都相对较小，与借款人的收入情况或经营情况等密切相关，借款人若要办理长期贷款则相当困难。另一方面，由于银行借款额度有限，因此对于大部分企业或经营者来说，要通过银行解决企业发展所需要的全部资金是很困难的，尤其是对于一些正在起步和创业阶段的企业来说，所能申请的银行贷款额度较小，不能充分满足企业的运营需要。

第二节　P2P 网贷及其合约

一、网络借贷及其政策支持

2013 年互联网金融呈现井喷式发展，这一年被称为"中国互联网金融元年"。其实在这之前出现的支付宝，以及 2007 年我国首家 P2P 网络借贷平台"拍拍贷"的上线等，都表明我国互联网金融早已开始发展。互联网金融经过两年的发展，2015 年 1 月，中国人民银行发布了《关于做好个人征信业务准备工作的通知》，芝麻信用等 8 家征信机构获取资格进行个人征信业务准备工作；2015 年 7 月，中国人民银行、财政部、国家工商总局、工业和信息化部等十部委发布了《关于促进互联网金融健康发展的指导意见》（以下简称为《指导意见》），首次官方定义了互联网金融的概念。

互联网金融是指一种新的金融业务模式，表现为传统金融机构与互联网公司利用互联网技术和信息通信技术实现支付、投资和信息中介服务。《指导意见》按照"依法监管、适度监管、分类监管、协同监管"原则，确立了互联网金融的主要业态，包括互联网支付、网络借贷、股权众筹融资、互联网基金销售、互联网保险、互联网信托和互联网消费金融等①。

在《指导意见》第二点"分类指导，明确互联网金融监管责任"中，第八小点内容为"网络借贷"。紧接着，为了促进网络借贷行业健康发展，引导其更好地满足小微企业、"三农"、创新企业和个人投融资要求，银监会会同工业和信息化部、公安部、国家互联网信息办公室等部门，于 2016 年 8 月发布了《网络借贷信息中介机构业务活动管理暂行办法》②，这是网贷行业的首份监管细则，

---

① 赵培培：《〈互联网金融〉课程教学探索与实践》，载于《福建电脑》2018 年第 3 期。
② 中国银监会等：《网络借贷信息中介机构业务活动管理暂行办法》，中华人民共和国国家互联网办公室网站，http：//www.cac.gov.cn/2016－08/24/c_1119448572.htm。

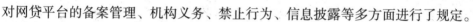

对网贷平台的备案管理、机构义务、禁止行为、信息披露等多方面进行了规定。

网络借贷包括个体网络借贷（即 P2P 网络借贷）和网络小额借贷。本节内容则主要分析 P2P 网络借贷与传统银行借贷对制度变迁的影响。P2P 网络借贷是指个体和个体之间通过互联网平台实现的直接借贷，P2P 即"peer to peer"的英文缩写。这种行为属于私人借贷类别，受法律法规的约束，如合同法和民法通则以及最高人民法院相关司法解释规范。P2P 模式的创始人是孟加拉国诺贝尔奖获得者穆罕默德·尤努斯，P2P 网贷模式的原型始由英国人理查德·杜瓦、詹姆斯·亚历山大、萨拉·马修斯和大卫·尼科尔斯于 2005 年共同创办的全球第一家 P2P 网贷平台——Zopa，即"可达成协议空间"（Zone of Possible Agreement），其为不同风险水平的资金需求者匹配适合的资金借出方，而资金借出方以自身贷款利率参与竞标，利率低者胜出。

二、P2P 网贷合约内容

（一）我国 P2P 网贷发展现状

P2P 网贷在我国起步略晚，但发展空间巨大且发展迅速。我国最早的 P2P 网贷平台成立于 2007 年，2011 年网贷平台快速发展，进入 2013 年，网贷平台更是以每天 1～2 家上线的速度蓬勃发展，近年来，随着一系列监管政策的出台，网贷行业环境发生改变，网贷行业面临考验，将逐渐步入规范发展期，驱使平台合规运营。根据网贷之家发布的《2018 年中国网络借贷行业年报（完整版）》可知，2018 年，P2P 网贷行业累计成交量突破 8 万亿元大关，资金进一步向头部平台聚集。2018 年 12 月，行业成交量前 100 的平台成交量占同期全行业成交量的比例达 91.69%。但与此同时，2018 年全年停业及问题平台总计为 1279 家，29 省区市中浙江省最多，达 299 家。截至 2018 年底，共有 9 家 P2P 网贷平台的相关公司完成 IPO 上市。目前，个人信贷已发展成为 P2P 网贷行业的重要支柱，截至 2018 年 12 月底，从各业务类型贷款余额的占比来看，个人信贷当前贷款余额占比达到 84.49%，是当前 P2P 网贷行业最主要的业务形态。

长期以来，国内银行整体存款利率较低，投资者出于资金保值增值的需要，往往寻求更高的资金回报率。网贷平台提供的年化回报率相对较高，拓宽了个人投资渠道，吸引了投资者。对于需要资金的低收入群体的贷方，他们不仅缺乏有效的担保和抵押，而且银行等金融机构对个人贷款的要求也更高，程序复杂且额度有限，因此，网络借贷为其提供了便利的融资渠道。网络技术的发展与普及为网络借贷平台的建立和发展提供了技术支持，借贷双方通过网络渠道互相了解进

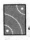

行借贷交易，成本低且速度快。另外，网贷平台的注册资金没有明确的法律要求，这一系列的因素都造就了 P2P 网贷平台在中国的快速成长与发展。

线上贷款产品主要服务于无法获得传统金融服务的借款人，其信用等级和还款能力低于传统金融机构的要求。因此，网贷平台的高风险和高收益是其固有属性。在此基础上，大多数线上贷款产品的贷款利率相对较高且相对固定，使平台能够为贷方提供更高、更稳定的综合收益率。

线上贷款产品的较高贷款收益水平吸引了大量贷款人。根据中国互联网金融协会公布的数据可知，截至 2018 年 6 月末，119 家接入机构贷款余额约为 6828.03 亿元，累计交易总额约 40440 亿元，累计服务借款人数约 9318.84 万人，累计服务出借人数约 3926.75 万人[①]。

（二）运营模式多样，满足多元需求

1. 中介服务型 P2P 网贷模式。

这种模式是最初始的借贷模式，以拍拍贷为代表。在这种模式中，网贷平台不吸收存款、不发放贷款、不提供担保，而是充当中间人。根据借款人和贷款人的需求，借款人和贷款人直接签署债权人的债务合同，这是一种纯粹的信贷在线运营模式。《中华人民共和国合同法》（以下简称《合同法》）第二百一十一条规定：自然人之间的借款合同约定支付利息的，借款的利率不得违反国家有关限制借款利率的规定。此规定肯定了民间借贷的合法性。《关于人民法院审理借贷案件的若干意见》规定了私人贷款利率：私人贷款的利率可以适当高于银行的利率。超过此限制，超额利息不受保护。同时，《合同法》中还规定：居间人促成合同成立的，委托人应当按照约定支付报酬。此规定为网贷平台作为中间人和合法盈利提供了依据。

2. 担保型 P2P 网贷模式。

在这种模式下，P2P 网贷平台本身或第三方担保机构为投资者提供资金保障，借款人和贷款人都可以直接签订借贷合同，这类模式以人人贷、有利网等为代表，降低投资者可能遭受的借贷资金损失风险。在这种模式中，担保关系附属于借贷关系，P2P 网络借贷平台或第三方担保机构与借贷者之间便形成担保关系。P2P 网络借贷平台或第三方担保机构为借款人的索赔提供担保，承担连带责任。

担保型模式可以根据不同的担保主体分为平台自身担保模式和第三方担保模

式。平台自身担保模式意味着 P2P 网贷平台本身为投资者的财务安全提供担保，包括平台的预付款或购买坏账合同。该平台的主要资金来源是平台自有资金和风险保护基金。如果借款人未能在限期内偿还贷款，平台通常会对风险保护基金账户的总额进行有限支付。根据这一机制，该平台不涉及直接责任承诺，但如果该平台承诺向贷方提供主要担保并使用其自有资金作为补偿来源，这样，平台进入借款人和贷款人的资金链，并具有融资担保公司的本质。需要说明的是，P2P 网贷平台一般是根据工商企业注册的，但其注册业务范围不包括自身的担保行为，此类担保行为是一种具有特殊目的的商业活动，需要许可证，因此具有法律风险。

在第三方担保模式下，主担保服务由第三方担保机构承担，P2P 网贷平台不再参与风险性服务，只是提供金融信息服务的中介机构。一般而言，担保机构将限制其担保规模和担保能力，或选择将信贷资产打包成理财产品以进行对外销售。该模型仅实现 P2P 网贷平台的风险转嫁。

3. 债权转让型 P2P 网贷模式。

在这种模式中，第三方个人首先向借款人借钱，然后将债权人的权利分成各种理财产品并转移给投资者。其中，第三方个人一般为平台的内部人员，平台承担投资理财的功能，负责将债权打包成理财产品对外销售，它也可以说是信贷资产证券化的过程。应该指出的是，信贷转让模式涉及变相吸收公共存款的问题。

根据最高人民法院 2010 年发布的《关于审理非法集资刑事案件具体应用法律若干问题的解释》，确定非法集资有四个标准：（1）违法行为，即未经有关部门批准或者借用合法业务而吸收资金的；（2）开放性，即通过媒体、传单、手机短信等进行宣传；（3）利诱性，即承诺在一定时间内以货币、实物或股权方式偿还本金或利息；（4）社会性，即向社会公众吸收现金（非特定对象）。直观地说，P2P 网贷平台无法摆脱对公共存款的变相吸收。《合同法》规定：债权人转让权利的，应当通知债务人。因此，当平台在对第三方个人的债权进行转让时，应注意保障债务人的知情权和其他相关权利。

通过以上几种模式可知，在 P2P 网贷模式中，借贷主体主要涉及借款人、贷款人、平台和第三方个人或机构四类主体。交易通过互联网进行，交易自主透明化，主体进入门槛低，平台运营成本低。交易风险通过机制分散给众多的参与者，降低每一个单独参与者的投资风险。通过第三方或政府系统进行身份认证和信贷，协助为社会群体建立借方贷方数据，并为贷方提供更多参考数据。

由于网贷平台在中国依然是一个新事物，因此仍存在许多问题。网贷平台的资金流动性和准备金往往成为平台公司流动性的障碍。许多网贷平台都采用担保机构的形式来保护投资者的安全，但有些担保机构的主体身份与网贷平台存在高关联性，有些网贷平台采取"自融"的形式为自己融资，自己给自己担保，还存在超限担保和注册资本虚假的问题。为了吸引更多资金，一些网贷平台公司会故意隐瞒借款人的信息并进行虚假披露。有些平台还存在泄露客户个人信息的问题，投融双方的信息安全保障问题也有待解决。

第三节　制度变迁模式体现

在传统借贷关系中，个人或企业法人向银行递交材料申请一定数额的贷款，银行根据固有的法律规则和要求对申请人的材料进行审核，审核通过后将资金有偿拨付给借款人。银行作为借贷的贷方，可看作供给方或生产者，借款人作为银行贷款的申请者，可视为是需求方或消费者。二者关系、角色明确，且长期以来较为固定，银行通过贷款利率调控消费者需求和市场流通资金，借款人依据贷款利率来调整自己的经济行为。

长期以来，传统借贷的贷方主体即银行，通常根据贷款时间的长短、贷款使用功能、担保条件等的不同为依据来划分贷款种类，要求借款人提供相应的证明材料和办理相关手续，等待审批通过后才能成功申请到贷款，且贷款金额根据申请人的条件和种类的不同而有所限制。一般来说，借款人从银行申请到的贷款往往只是所需金额的一小部分，银行贷款难以满足部分对资金要求高的个人或企业的需求。在传统借贷中，银行贷款凭借着政府官方支持、资金来源稳定、利率相对较低等优势占据着借贷市场的大部分份额，而消费者即借款人则根据自身情况从已有的贷款种类中进行选择和申请。银行借贷对个人和企业的资质、信誉、成长性等要求较高，公众贷款门槛高。

在传统借贷中，公众的贷款需求难以得到充分满足。银行贷款虽根据消费者的大致需求进行分类，但从总体上来看，还是以银行提供的相对固定的产品为消费者的消费对象，产品较为单一。而银行存款利率较债权和股票、基金等利率较低，一些拥有大量资金的个人或企业不愿意将资金存入银行，但股票和基金等投资风险性大，不适合部分保守型投资者进行投资，加之私人贷款受法律限制较多，且资金有限，风险性大，一旦发生违约等情况，贷方利益难以得到有效保障，因此，部分个人或企业拥有的大量闲置资金也难以找到合适的投资方向和路径。

P2P网贷利用互联网技术搭建网络借贷平台，供借贷双方直接进行交易，进入门槛低，其利率在法律规定范围内高于银行利率。它为拥有大量资金的个人或企业提供了新的投资渠道，同时，也为需要大量资金或申请银行贷款条件不够的借款人提供了贷款渠道。一方面，想要获取更多利益的贷方消费者可以根据自己的需求和偏好，综合考量借款人的信用、资质等条件，有选择性地将资金借贷给借款人；另一方面，没有通过银行贷款的借方消费者，或银行贷款资金不能充分满足其需求的，可根据自身需要通过网贷平台进行借贷，满足融资需求。

在"互联网＋"环境下，网络借贷平台的建立得到了坚实的技术支持，通过统一的网贷平台，借贷双方直接进行交流与交易，根据利率高低与贷款金额等约束条件，选择自己心仪的产品，从而满足借贷双方消费者的个性化、多样性化需求。网贷由于其利率高于银行，因此贷方消费者能够获取更高的收益，且网贷操作简单，进入门槛低，认证、记账、清算等流程都通过网络完成，且打破了原有的借贷局面，拓宽了贷款公司的视野、思维和发展战略。但网贷由于是无抵押贷款，因此网贷风险性较高，信用风险也高，携款逃跑的案例屡有发生，由于网贷是一种新型的融资手段，央行和银监会还需要进一步加强监管。

第三部分　新的问题

第十章

富足与稀缺

第一节　产品和服务富足

自改革开放以来，充足的劳动力和机械化生产使商品产量大幅增加，市场经济下的激烈竞争使商品在产量提高的同时，商品价格也日趋合理。就目前市场状况而言，大多数产品和服务都处在供大于求的状态，消费者的需求基本上可以得到满足。在"互联网＋"环境下，现代信息技术更是突破了生产时空限制，商家可充分利用各地资源优势，实现跨地区、跨企业生产，商家生产能力急剧提高。

在实现产品和服务量的提高的同时，也在商品质量和多样性方面做出了很大改善。以某宝为代表的大量电商平台满足了消费者足不出户进行购物的需求，用户可通过输入关键词浏览相关产品，各种性能和品牌的商品远多于商场的商品类型；某通等各大物流公司随着电商的发展，在电商的带动下行业也日趋完善，次日达等物流服务的出现极大地满足了消费者较为紧急的需求；各种外卖平台使用户无须出门即可享受"送食物到家"服务；各大在线票务服务公司平台让消费者可在线预订出行车票、机票和酒店住宿，无须线下排队抢票；各银行手机 App 的建立使消费者可在线转账、充值和购买理财产品；各大综合型电商平台等满足了消费者无须到免税店即可购买海外免税或轻税产品……

人们在物质生活得到满足后开始追求精神世界的满足。随着人们生活水平的提高和对生活质量的追求，第三产业即服务业蓬勃发展，国内景点和出国旅行人数与日俱增，给予了各大旅行社和旅游平台发展的强劲动力。电子竞技的发展丰富了人们的娱乐活动，作为一个新兴的竞技体育项目，它已经发展成为一个具有现代竞技体育精神的一种人与人之间的电子游戏竞技运动。

互联网在人们的日常生活中占据着重要的位置，改变了人们的通信、出行、购物等消费方式，创新了商家的生产方式和经营模式。大数据、云计算、移动互联网等现代化信息技术为研制适销对路的个性化产品奠定了基础，拓宽了市场多样化。商家将制作个性化商品作为争取消费者、促进销售、形成自己的竞争优势从而赢得竞争的重要经营战术，进而重视商品个性化和多样化，主动研制个性化商品，取得多样化市场竞争的主动权。大数据技术对国内外市场当前和未来需求趋势的分析使商家可以从实际出发，在了解销售行情的前提下，尽快制定开发个性化商品的战略规划。

"增产个性化商品—实现营销市场多样化—激励企业更加积极地创造个性化商品—进一步发展多样化市场，占据市场竞争总体优势"是企业不断创新的良性循环。商品在数量、质量和个性化方面的日益富足使市场竞争更为激烈，促进了经济的发展，提高了人民的生活水平，不断满足着消费者多样化、个性化的需求，推动着社会向前发展。

第二节　信息资源富足

信息是一种资源，是相对于物质资源和能量资源而言的一种非物质形态的社会财富，并且与物质资源和能量资源一起构成现代社会经济发展的三大支柱。在市场经济中，企业必然经历竞争，除企业本身的技术力量、机械设备、制度文化等条件影响外，企业对信息资源的占有程度也是一个重要因素。从某种程度上来说，企业信息资源的富裕与否已经成为衡量企业经营成败的重要标准之一。一个企业或政府没有丰富的信息资源，就不可能实现很好的经营和管理。

在互联网时代，信息资源的发布、传播、共享速度加快，全球范围内信息资源可实现同步。根据 IDC 发布的《数据时代 2025》，全球每年产生的数据将从 2018 年的 33ZB 增长到 2025 年的 175ZB。据 IDC 预测，2025 年，全世界每个联网的人每天平均有 4909 次数据互动，是 2015 年的 8 倍多，相当于每 18 秒产生 1 次数据互动。据 Radicati Group 统计可知，2018 年全球电子邮件用户数量达到 38 亿人，也即全球超过一半的人口在使用电子邮件。据 HIS 数据预测，到 2025 年，全球物联网连接设备的总安装量预计将达到 754.4 亿，约是 2015 年的 5 倍。据 Facebook 统计可知，其平台每天产生 4PB 的数据，包含 100 亿条消息，以及 3.5 亿张照片和 1 亿小时的视频浏览①。大数据时代中，每时每刻都在产生着海量数

---

① 《不可思议的数字：互联网每天到底能产生多少数据？》，个人图书馆，http：//www. 360doc. com/content/19/0417/21/16619343_829506092. shtml。

据，数据信息资源丰富。

网络生活越来越普及，遍布世界各地的数据处理中心每一分钟都在传输着大量的数据。而在信息时代，拥有数据就拥有资源，也才能拥有持续发展的可能，换言之，在信息时代，数据信息就是资源，就是财富。根据《2018—2023 年中国 IDC 行业市场前瞻与投资战略规划分析报告》可知，自 2010 年以来，全球数据中心数量平稳增长。从 2017 年开始，伴随着大型化、集约化的发展，全球数据中心数量开始缩减。截至 2017 年底，全球数据中心有 44.4 万个，预计 2020 年将减少至 42.2 万个。2017 年全球数据中心市场规模近 465.5 亿美元（仅包括数据中心基础设施租赁收入，不包括云服务等收入），比 2016 年增长 10.7%。国际领先的 IDC（Internet Data Center，互联网数据中心）企业也在加大全球扩张，通过投资并购等方式在全球各地建设数据中心提供全球化服务。据 Synergy 调查显示，全球数据中心收购交易量在 2017 年达 48 宗，并购交易规模达 200 亿美元[①]。

对国家而言，政府是社会信息资源最大拥有者。党和政府领导人从国家层面对我国发展做出的重要战略部署必须综合我国实际发展情况，以数据信息为基础，结合 GDP、各产业发展数据、各行业发展数据和国外相关数据等数据信息进行整合分析得出结论。在互联网和大数据技术的帮助下，政府搜集、存储和利用数据更为快速便捷，有利于政府更好地了解社情民意和更准确地做出决策和判断。对企业而言，企业面向的消费群体和生产规模对企业发展起到了决定性的作用。而市场供求状况和消费者的个性化、多样性的需求决定了企业的生产规模，企业只有掌握充分而准确的市场信息，才能制定出恰当的生产战略，既满足消费者需求，有利于取得竞争胜利，占据一定的市场规模，又要适当生产，避免商品囤积。对公众而言，信息越充足，生活越便利，可选择的消费产品和服务越多样，公众的需求越能得到满足。在市场经济下，企业竞争激烈，充足的信息有利于消费者选择物美价廉的商品，同时，消费者的消费数据也能够被企业和政府利用，形成生产—消费的良性循环。

第三节 人文关怀的稀缺

在当今社会中，人们物质生活丰富多样，饮食、服饰、休闲娱乐应有尽有，但饭桌前各自玩手机、春晚时分各自刷红包、旅游时只顾拍照而忽略欣赏沿途的

---

① 《2018 年全球数据中心发展现状分析：数量减少但体重有所增加》，IDC 新闻网，http：//news.idcquan.com/news/153149.shtml。

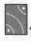

风景等现象层出不穷。物质文明的发展便利了人们的生活，提高了人们的生活质量和生活水平，但精神文明的欠缺仍阻碍着人类社会的进步，不利于人的全面发展。

现代通信技术的发达带给了人们便捷的交流沟通方式，以各种即时通信服务平台为主的网络信息传输方式正成为全国人民极为重要的联系方式，朋友、家人、同学间的交流由线下向线上转变，长辈的压岁钱改用线上支付的方式的现象也越来越多。与此相反的是，朋友间的约会、亲人间的相聚却越来越少，人们总是在网上聊天时激情昂扬，总是说着"有空聚""有空再约"，这个"有空"却很难实现，即使人们相聚，也往往是各自刷着手机。

各类网剧、电视剧和网络游戏充斥着人们的娱乐活动，沉迷于网络游戏而荒废学业的现象愈加严重，沉浸在网络世界足不出户、缺乏体育锻炼等现象更是常见。2017年发布的《中国学生体质监测发展历程》显示，大学生身体形态逐渐发生变化，肥胖率持续上升，颈椎病、腰椎病、肠胃炎、关节炎等病痛在大学生中十分常见。诸多学校为此推出各类体质方面的考核，但依然难以从根本上解决问题。而中小学生过度沉迷网络危害更大，不仅会损害人体机能，引发眼疾、颈椎疾等各种疾患，甚至还会被错误的世界观所影响，危害心理健康。

网络带给了人们便利，也给了不法分子可乘之机。随着线上支付的便利，网络诈骗事件越来越多。某宝网上一些商家打着代购正品的旗号贩卖假货、骗贷者以一套虚假资料通过网贷平台骗贷、在某社交公益平台等公益平台上信息造假以骗取筹款……在这样的环境下，人与人、机构、新闻媒体等之间的信任下降，具体表现为民商等社会关系的不信任和不同阶层、群体之间的不信任。2013年社科院发布的《社会心态蓝皮书》对中国社会的心理健康、生活满意度、安全感、社会情绪和信任等方面进行了研究，结论表明，目前中国社会的总体信任进一步下降，人与人之间的不信任进一步扩大。《社会心态蓝皮书：中国社会心态研究报告（2018）》在社会价值观与社会认同部分的研究结果表明，六成以上受访者偏向物质主义价值，1/3以上受访者偏向后物质主义。

如今，物质生活的充裕使人文情怀和道德伦理的地位逐渐下降，但我们应该认识到，人才是一切的归宿点和出发点，人文素养和社会道德对人类的长远发展十分重要，良好的精神文明有利于社会和谐稳定发展。与我国的战略目标相一致，精神文明是社会主义现代化建设的重要保证，为物质文明的发展提供精神动力、智力支持和思想保证。精神文明是我国社会主义现代化建设的重要目标，其建设不仅是促进和保证物质文明建设的手段，它本身也是目的，是现代化建设的重要目标。

第四节　人的精力的稀缺

在大数据时代，面对海量数据的涌现，人们广泛收集数据已不成问题，但如何在海量数据中找出并区分有用数据和无用数据则需耗费人们大量的精力，在数据数量变大的情况下，找寻有用数据成为一项愈加困难的工作。大数据之父舍恩伯格在 2013 年的海尔商业模式创新全球论坛上表示，大数据只是一个互联网延续。随着大数据的革命，我们有越来越多的数据可以收集和分析，但大多数公司只使用了很少一部分的数据，他们只依赖于一小部分数据的样本来作为管理的依据。

信息的真正富裕是广泛地占有信息，并在占有大量信息资源的基础上拥有对信息的准确把握的能力。海量数据内容繁杂，我们必须筛选出有用的信息，从其中分辨出核心信息，同时不能盲人摸象，根据部分数据片面分析，更要开发新视角，不断挖掘、寻找有用信息。而目前我国总体使用数据情况不太好，还不能实现数据的充分利用，例如销售空调的商家可利用天气预报信息，对当年市场行情和发展趋势做出有效判断。

除此之外，我们对数据的精准分析尚存在很多薄弱之处。目前，我国运用大数据精准分析主要集中在市场营销等领域，即在合适的时间和合适的地点，把商品以合适的方式推销给那些合适的人。采用大数据技术进行精准扶贫也是各级政府的发展思路。但实际运用情况也体现出了大数据精准分析的欠缺，例如某宝网虽然可以通过分析消费者的购买记录和浏览历史提供给消费者"猜你喜欢"，但栏目中的很多商品均是消费者浏览过的；消费者通过输入关键词搜索相关产品，但出现的商品的精确度仍未达到很高水平。

当今社会飞速发展，市场信息也是瞬息万变，因此，信息的时效性极强，这就要求我们能够对信息做出及时的反应。如果信息不能被快速地使用就将会失去它的价值，使有用的信息资源成为过时的、无价值的信息资源，造成信息资源的浪费。日本情报学家认为："一个准确程度达 100% 的情报，其价值还不如一个准确性只有 50% 但赢得了时间的情报。特别是在竞争激烈之际，企业采取对策如果慢一步，就可能遭到毁灭的命运。"日本早在 20 世纪 90 年代就可实现高速信息传递：5～60 秒即可获得世界各地金融市场的行情；1～3 分钟即可查询日本与世界各地进出口贸易商品品种、规格的资料；3～5 分钟即可查询并调用国内外 1 万个重点公司企业当年或历年经营生产情况的时间系列数据；5～10 分钟即可查出各国政府的各种法律、法规和国会记录；5 分钟即可利用数量经济模型和计算机模拟画出国内外经济变化带来的影响曲线图①……日本获取及时信息速度如此之快也为日本经济的发达奠定了基础。

占有海量信息资源是有效利用信息资源的基础，准确地分析和把握并及时利用信息资源是实现信息资源富裕的关键。正如乌家培先生在他的《信息化浪潮中几个值得注意的问题》一文中所指出的，"信息拥有量的贫富差别必然影响到经济上的贫富差别，即经济上的贫富差别影响了信息上的贫富差别，信息上的贫富差别反过来又影响了经济上的贫富差别"。

---

① 《日本经济情报战略揭秘》，观察者网，https：//www.guacncha.cn/ethics/2012_02_29_66705.shtml。

第十一章

共享与隐私

第一节 一般需求的共享

在互联网时代，人们的需求呈现出多元化、个性化的特点，为满足生产者和消费者双方的需求，各类共享应运而生。一方面，抽象性数据信息的共享程度更高，一般而言，人们都可在互联网上找寻或简单统计到所需要的数据信息，如国家统计局的部分数据公开、各大研究所发布的各类研究报告、学术网站中的论文文章等；另一方面，共享经济的发展也为人们的日常生活带来了许多便利的共享产品，如人们所熟知的共享单车、共享汽车、共享房屋等，在满足了消费者需求的同时，降低了人们的消费成本。

随着网络空间在人们日常生活中方方面面的扩展与深入，人们生活的信息与数据呈井喷式增长。数据的云存储、云共享在各行业、各层级政府中的应用十分广泛。信息时代的网络化特征催化了数字社会的迅速形成，信息资源在各行业、各领域的共享打破了传统信息孤岛的窘境，缩小了"数字鸿沟"，有利于经济社会又好又快发展。

政务数据共享使政府各职能部门通过业务协同提升政务服务供给能力，提高政府决策质量，推动政府治理现代化，有利于政务公开和民众监督，为公众参政议政提供了信息基础；企业内数据共享促进了各部门间和各员工间的交流沟通，提高工作效率，为领导人决策提供信息支持，进而提升企业竞争优势，提高企业竞争力；商务数据共享打破了各行业间的信息孤岛，促进对海量数据的综合利用，有利于各企业制度文化的优化和改进，强化了宣传的力度，在很大程度上改善了生产者与消费者之间的信息不对称。目前，交通、农业、科研、社会等各个领域都在致力于实现数据共享，就全球范围而言，跨国的数据共享也备受推崇，世界数据中心（WDC）和国际科技数据委员会（CODATA）专门从事数据搜集、交换、服务和共享，旨在实现跨越时空和物理障碍的资源共享与协同工作。

共享交通、共享空间、共享物品、共享饮食、闲置交易……共享模式逐渐注入到越来越多的领域，共享产品在我们的日常生活中发挥着越来越重要的作用。人们对出行的一般需求产生了各种可共享的交通工具；对在外短期住宿的一般需求产生了短期租房中介平台；对办公的一般需求产生了在线办公平台；对融资理财的一般需求产生了一众网贷平台。

2018年2月7日，艾媒咨询（iiMedia Research）发布了《2017—2018中国共享经济行业全景调查报告》，数据显示，2017年中国共享经济市场规模达到57220亿元。目前中国共享经济运营模式可分为出租使用权、置换所有权和知识技能共享，出租所有权即所有权不发生变更，使用权由多人付费共享，如某平台共享单车所有权由公司所有，用户付费即可使用。置换所有权即所有权发生变更，交易标的多为闲置品或资本，如某些互联网二手交易平台，用户在网上将闲置二手物品进行转卖，P2P网贷平台也是为用户提供资本交易的平台。知识技能共享是个人向个人提供服务，多表现为知识分享、技能服务，某些网络问答社区和网络社交平台皆是典型的代表。

共享经济利用智能互联网技术、移动通信技术盘活闲置资源，降低物流成本和信息资源获取成本，突破了资本经济的桎梏，改变了传统经济结构，将资源进行重新配置，提高了资源利用率，便利了人们的生活。共享意识也逐渐改变着人们固有的传统思维，推动着整个社会的变革，在一定程度上促进了经济和社会的发展。

第二节　信息隐私的保护

与一般需求不同，人们对商品或服务的更高层次的需求将不再以低成本的共享模式作为唯一追求。共享经济模式能够满足人们的一般生活需求，但无法满足人们对商品的更高层次的需求。随着人们需求层次的改变，成本的低廉与否不再成为人们选择消费行为的决定性因素，不仅如此，消费者还要求产品和信息的私有和保护。

随着生活水平的提高，人们的基本物质生活得到满足，消费者的需求不仅是多元的，更是动态的。共享经济的繁荣发展基于消费者对商品共享的意愿和青睐，这部分的商品和服务对消费者来说是没有占有需求的。人们对衣饰着装的一般需求可以由共享衣橱提供，但若消费者偏好改变，对衣物的需求不仅限于穿着，而是占有，共享衣橱则不复存在；人们对出行工具的一般需求产生了共享单车、共享汽车，但若消费者将出行工具作为私人物品，共享出行工具的市场则会缩小……商品和服务的共享与私有取决于消费者的偏好和对其的需求层次，当超过一般需求时，对商品和服务的私有则会成为主导。

网络在人们的生活中扮演着越来越重要的角色，各类应用软件充斥着现代人的生活，信息量的急剧增加和传输信息的大容量、高效率，在带给人们丰富多彩和便利的生活的同时，也增加了人们隐私安全的风险。中国消费者协会在2018年11月发布了《100款App个人信息收集与隐私政策测评报告》，在隐私政策方面，47款App隐私条款内容不达标，其中34款App没有隐私条款。消费者的姓名、性别、电话号码、邮箱、身份证号码、地理位置与可识别生物信息和财务信息（如信用卡卡号或银行账号、微信支付或支付宝账号信息）常是各类软件的收集信息，在调查中，对位置信息、通讯录信息、身份信息、手机号码信息和个人照片的收集排名前五。

很多消费者的个人信息与产品功能无明显关联，甚至明显超出合理范围，存在对消费者信息的过度收集和使用的情况，甚至还存在利用个人信息数据进行市场交易的违法行为。个人隐私信息泄露的现象在"互联网＋"环境下出现的频率越来越高，对信息隐私保护的需求愈加迫切。与此同时，除去对消费者个人隐私信息的保护外，国家级隐私信息的保护也很重要，考题外露、机密外泄等造成了极负面的影响，甚至可能危害国家经济、政治和社会安全。

信息的普遍性、共享性、增值性、可处理性和多效用性使信息成为一种非常可贵的资源，具有重要的意义。正如周鸿祎所指出的，大数据时代可以不断采集数据，当看起来是碎片的数据汇总起来后，"每个人就变成了透明人，每个人在干什么、想什么，云端全部都知道"。对于互联网世界的个人隐私挑战，随着时间的推移或许会变得更为严峻，为此我们应提高安全意识。

第十二章

自由与监管

第一节　交易市场的自由

　　亚当·斯密被公认为市场自由主义的创始人，其市场自由主义基于"看不见的手"理论，认为政府只要扮演好"守夜人"就可以了，其职责一是为保护本国社会的安全，使之不受其他独立社会的暴行与侵略，二是保护社会的每一个成员免于受社会每一个其他成员的不公正和压迫行为的伤害，即建立一种严格的司法行政制度①。

　　在"互联网＋"环境下，市场经济飞速发展，市场的决定性作用进一步得到彰显，个人和企业、社会组织在交易市场中的作用愈加重要，对自由市场的需求更为迫切。市场在资源配置中的决定性作用就是要发挥市场经济的"自由"特性，使经济活动主体具有自主意识和自主支配生产、销售产品的权利，也即自主经营。随着市场经济的深入发展，自由竞争、商品生产与交换的自由等更为充分，互联网时代下的网络空间和虚拟经济的发展更是为行为自由提供了极大的拓展空间。

　　互联网和现代信息技术助力经济的发展，以自由企业为基础、以价格和竞争为运行机制、各经济主体追求各自的利益最大化的经济特征愈加明显，在此背景下，我国政府不断推出各项支持民营企业发展的政策措施，并不断推动国有企业改革，而政府在其中发挥的作用主要是营造良好的社会环境、促进社会资源合理有效配置和稳定经济发展等。一方面，政府推进国有大型企业股份制改革，健全公司法人治理结构，使国企与市场经济深度融合；另一方面，PPP等各种经济模式的发展也凸显了民营企业的地位，政府与社会资本的合作使私营企业、民营资

---

　　① 亚当·斯密：《国富论》，杨敬年译，陕西人民出版社 2001 年版。

本也能参与公共项目建设。

在互联网环境下，网络畅通了商家与消费者、民众与政府之间的沟通渠道，极大地释放了信息量，使市场上的信息交流和信息交易得到了发展。互联网没有中心，自由成为网络的灵魂，任何一个网结都能够生产发布信息。互联网为信息的生产、传播、消费提供了极大的自由：数字化技术加速了创作进程、设立网站或网页不需得到许可、每个人都可公开在网络媒体上讲自己的意见主张和观点等、民众可直接参与公共事务、可在网上选购自己喜好的产品……

网络的自由取决于网络信息的自由。不断拓展人们的沟通交流，使每个人成为网络互动的主体，提高人类表达的自由度，为人们提供一个轻松的交流环境，让他们自由表达自己的观点，表达自己的情感。自由是法律约束下的自由，信息自由与信息隐私既一致协调又互相矛盾，自由保障了公民的合法权益，为文化知识传播交流创造了条件，但若不加以限制则会对公民隐私权保护造成威胁。法律的规范、技术的过滤和伦理的支持将会使自由与隐私达到总体范围内的平衡，只有合理恰当地平衡它们的关系才会长远地实现信息自由的健康发展。

第二节 对市场监管的需求

经济市场的自由度越大，对政府市场监管的要求就越高。互联网消费和产业的快速发展极大地改善了市场和信息自由，而"创造性破坏"则加剧了治理的复杂性。对创新治理机制和市场监管体系重组的需求变得更加迫切。在"互联网＋"的新经济社会形态下，平台化、信息化、共享的特征更好地实现了供需双方的双向互动。其极大地降低了信息传递成本，为市场监管的有效履行提供了机遇和便利，以高效解决市场经济体制中的诸多问题，让政府利用互联网思维实现监管的重大转变。

网络购物中产品的质量问题、售后服务、虚假发货等成为消费者投诉的主要问题；网上食品配送行业对入驻企业的资质审查不够严格，无照经营的情况十分常见；消费者个人信息泄露现象严重，表明政府的市场监管功能尚不完善。随着互联网经济多种新模式的发展，市场参与者多元化，传统的市场优势和竞争力已经减弱。线上和线下交易的结合包括许多超越时间和空间限制的虚拟经济，因此政府监管的主体超越了传统的线下实体范围。传统的市场监管力量，如资格准入和行政性检查等，将无法适应市场环境不断变化的需求，难以确保市场秩序的维护。

2016年，原国家工商管理总局副局长刘玉亭在全国工商和市场监督管理部门企业监督管理工作会议上指出，应当"构建企业自治、行业自律、社会监督和政府监管的市场共治格局"[1]。互联网思维是一种动态的多维思维，政府应该放弃"家长式"的观念，不要将自己视为一个理性中立、全能的政府，同时使用新兴技术来补充以前缺乏的部分，协调各方，充分发挥其他主体的作用，减少错位、越位和缺位监管现象。

在"互联网＋"时代，传统的监管权力集中在政府内部，单向、封闭、集中的权力结构已经不适合时代发展要求，去中心化、多元化和分权化的趋势对政府监管权力配置模式提出了新的要求。移动信息技术有效打破了监管机构间的信息孤岛现象，有利于实现多部门、多层级监管信息的实时共享和监管工作的配合，构建线上线下一体化的监管体系，提高协同监管能力。各种信息技术的广泛运用促使政府监管正在向电子化、数字化迈进，行政审批全流程电子化办理、微信政务的推广等都是政府新的尝试，其技术支持克服了传统政府由于硬件问题所造成的监管的失灵[2]。

平台经济的发展使规模骤增的市场主体被连接起来，作为一个新生事物，它连接了众多商家和消费者，网络平台的管理也成为政府监管的重要方面。快速发展的互联网平台、迅速崛起的社区以及稳步发展的行业等都将成为监管网络中的重要节点，与企业和政府相互规范、相互制约，形成一个多元化的监管体系。

---

①② 郁建兴、朱心怡：《"互联网＋"时代政府的市场监管职能及其履行》，国脉电子政务网，http://www.echinagov.com/news/48201.htm。

第四部分　政策建议

第十三章

政策建议

第一节 加强行业监管，保障网络安全

移动网络、云计算、物联网和人工智能已经深入渗透到公众生活的各个方面，也给企业的网络应用和网络架构带来了深刻的变化。它促进了业务运营流程的变化和运营效率的提升，使企业的核心业务更加依赖于网络。在信息化与工业化和"互联网＋"深度融合的背景下，一系列技术促进了技术进步、管理创新和转型发展，同时也带来了新的问题和挑战。

电子商务极大地推动了网络支付和物流行业的发展，但一方面，网络诈骗等多种新型诈骗手法和消费者个人信息泄露等已成为互联网时代迫切需要解决的关键和难题。另一方面，由于需要成本控制、利润追求、业务创新和市场扩展，企业需要不断引入最新的网络技术。信息化规模不断扩大，网络节点和终端的增加也提高了安全风险的系数。此外，国家安全在"互联网＋"环境中变得越来越重要。一系列网络安全问题能否得到有效解决将直接关乎我国互联网行业能否得到健康长远发展。

自 1994 年正式接入互联网以来，我国的互联网监管最先是由对网络通信进行直接的行政监管，逐渐转变为监管主体多元分立但又互相配合，然后越来越注重行业自律的发展和演变。在监管立法上，一系列行政法规已成为我国互联网监管的重要法律依据。

应加快制定全国人大及其常委会一级的互联网监管立法，并根据实践需要及时对立法进行修正或补充。应进一步明确相关监管机构的职责，具有类似职能和权限的组织可以妥善组织或从属，以确保每个监管机构履行职责。转变和升级互联网监管技术是加强对我国互联网产业监管、鼓励互联网产业自主开发新产业的基础。改善互联网监管技术和手段，不断加强国际互联网监管交流与合作，以实

143

现多元化监管方式的优化互联网监管环境是加强我国互联网行业监管的重要举措。

自党的十八大以来，习近平总书记从国家总体安全观出发，就网络安全问题展开了一系列新思路，为加强国家网络安全做出了重要安排。2016年11月通过的《国家安全法》明确要求"维护网络空间主权和国家安全""推广安全可信的网络产品和服务"，在法律上明确了网络安全是建立国家安全的重要基石。

2017年6月1日，《中华人民共和国网络安全法》实施，明确了网络安全保护和关键信息基础设施保护的要求和法律责任。它反映了党和国家高度重视网络安全的法治的坚定决心。网络安全合规性已成为企业合规和风险管控的关键领域。企业还应积极适应国家法律政策和网络安全形势的变化，由责任驱动，并由流程再造支撑，以系统建设和技术建设为保障，全面实施网络安全等级保护措施。

政府应将网络服务运营者、"关键基础设施服务提供者"作为网络安全监管的重点对象。网络安全法规的目标是网络服务运营者承担网络安全的法律义务。首先，它对网络运营商的定义是指网络的所有者、管理者和网络服务提供者，它们基本覆盖了互联网服务提供商。其次，政府可通过将现有系统升级到网络层。再次，相关政府监管部门应不断加强技术能力建设，实现对网络安全状况的同步监测、预警、应急和修复。另外，将安全要求转化为技术要求，可以通过技术认证和评估在企业层面实施。最后，国际经验可以作为我国互联网行业监管的参考，可以大大提高安全监管的灵活性和监管的有效性。

近年来，用户身份的开放性、交互性、分歧性、无边界性和匿名性等特点给网络信息安全带来了新的挑战。网络信息安全治理涉及协调配合多部门、多系统工作，如立法、执行、司法等多领域、多系统的协同配合问题。政府应加强对网络虚拟空间安全问题的充分关注，针对网络空间的独特性，通过单列专用问题的规制模式、政策制度、发展规划等，努力实现远近结合、防控并重、宽严适中、兼顾稳定性与灵活性等目标。

建立"权责统一、层级分明、分工协作"组织体系也是政府规范互联网行业的必要条件。作为监管的主导力量，政府需要客观地评估网络监管的实际需求，有效整合现有的行政监管资源，重构一套层次更明确、权力和责任更加统一的行政组织体系。要全面提升中国政府的整体实力，防范和应对网络信息安全威胁。

政府还可以与外包合作机构联合监督，防止非法数据被盗和非法建立网络渠道。安全技术机构也可以委托以对某些网络进行定期或不定期的安全监控、渗透测试和社会工程攻击测试，并对安全风险和管理缺陷进行深入调查。公安机关等有关部门还应加强检查，充分发挥其技术、资源和功能优势，增强隐患探测能力，促进网络安全发展。

在互联网无处不在的现代社会中，对网络空间完全不管无异于放纵和渎职，并将破坏生活世界的秩序；而过分监管又会将其珍贵的网络自由处于阴影之下。如何让权力机关发挥作用、履行职责又保持克制和监管有度，将成为我国监管部门的考验。政府可以系统地整理我国相关立法文本，总结、分析和提炼出符合中国法治传统的网络信息审查的一般原则，且能够适应现实的需要。政府可以对各种类型的网络信息安全事件和已出现的案件进行实证分析，并考虑公众对网络信息规制的心理预期、舆情反应等，以修正、补强实际立法中的审查原则。

第二节　严格落实责任，完善信任机制

"出了事儿该找谁?"一直是消费者所关注的问题。消费者通过网贷平台不慎被不法分子骗取钱财后网贷平台推卸责任、乘客在使用网约车过程中发生事故后网约车公司置之不理、消费者在租房中出现问题后租房平台与房东互相推诿等现象十分常见。由于现代化信息技术更新换代速度快、新兴产业不断发展，且法律法规的制定具有一定的滞后性，难以对所有行业产生全面、完善的约束和规范，部分责任主体趁机推卸责任，导致消费者"无处可诉"，侵害消费者权益，破坏市场公平性，降低消费者对企业的信任。

信任是一个基于情境的社会概念，其存在取决于受信任主体的互动环境。在"互联网＋"环境下，缺乏面对面的人际交往，保障机制不足，人与人之间的关系受到技术的影响。在首次交易前，双方对彼此互不熟悉，缺乏具体的了解，交易经验为零，这个交易阶段被称为探索阶段，此时对陌生交易伙伴的信任被称为初始信任。在"互联网＋"环境中，各种新型业态诞生并持续发展，依赖互联网交易的新兴产业与日俱增。当消费者第一次接触网络交易时，他们常常认为对这种交易方式不熟悉且风险很高。因此，赢得初始信任是建立互联网信任的重要组成部分。若责任主体逃避应负的责任，将破坏消费者对互联网行业的信任，提高后续企业建立消费者信任的成本，易形成极具负面影响的恶性循环。

在"互联网＋"大环境下，互联网业务整合特点突出，应用范围不断扩大，与各行业的跨界融合日益深化，行业边界日益模糊。互联网金融、共享经济、网络直播、互联网医疗等新业态新模式正在兴起，一些新兴业务不在法律体系之内，存在立法空白等现象。立法差距和其他现象的存在不仅造成了商业责任的交叉冲突，而且还引起了新业态与原有责任主体之间的频繁矛盾。

我国虽有中央网络安全与信息化领导小组及地方互联网信息办公室作为专门

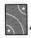

的互联网行政监管机构，还有行业自律组织对互联网行业进行独立监督，但各监管机构之间的协调责任和分工配合仍然不足，互相推诿或竞相负责的情况时有发生。

一方面，面对不断新生、发展的互联网新兴业态，政府应加快立法进程，与行业协会等机构相结合、共商共治，以立法形式加速明确政府部门和各个企业的责任，并监督其执行；另一方面，政府也可利用互联网技术辅助责任落实，促使责任落实工作更好更强力地完成。

此外，有关部门应进一步加强合作，同时明确责任分工。合作不仅体现在横向跨部门协调，还体现在各部委协调的纵向地域联动。以"互联网＋金融"业务为例，不仅需要金融服务监管机构履职，还需与工信部、工商总局、商务部等机构部门进行合作，以保持市场秩序和消费者权益。

责任工作的严格完善和落实，应当细化到严格执行责任工作各个环节的过程中，在责任识别、责任确认、责任执行、责任监督和责任考核等具体事项中，加强责任落实。政府应跟上行业的发展，制定和公布与动态责任管理机制相关的法律和操作程序，适应和调整每个企业的业务和信息发展，并为责任落实的各个方面提供支持。

责任识别是责任落实的基础，是指符合相关法律、法规、规章和规范性文件及标准的，通过厘顺和分析各部门和各企业的工作内容，识别和完善其需要承担的责任的过程。通过履行责任，政府明确责任的性质、类别和要求等，为责任细分提供依据，并形成自上而下的责任清单。责任确认是指在责任认定的基础上，根据部门和企业的职责和责任对责任类别和要求的定义，使他们了解自己的责任，在工作中保持一致。责任执行应贯穿于事前、事中、事后的整个过程中，应增强日常操作和维护的责任感。政府应强化责任监督，确保各项责任落实到位，对企业责任落实情况进行定期检查，及时发现和整改有关问题，从而提升政府和企业自身发现隐患的能力。部门和企业的责任评估机制可以通过定性和定量相结合的方法，从过程和结果的维度进行综合评估，促使各部门和企业全面履行职责。

责任落实工作的重点之一还在于完善事后奖惩制度。对于渎职部门和工作人员，以及不负责任的企业给予严厉的惩处，用以加强部门和企业管理，促使其遵守法律法规、社会道德、职业道德，进而有意识或无意识地承担相应的责任并履行相应的义务，以达到对自身和对公众负责的目的。

互联网时代中的交易市场异常复杂，充满了各式各样的参与者。而为了应对市场不断变化的风险，有关权力机构经常颁布新的规则，以使各行业合规性重要程度不断提升，并淘汰不能获得消费者信任的平台和机构，从而增强消费者与企业之间的信任，促进市场发展。便利、参与和信任是分享经济发展的驱动力。在信息不对称的前提下，人们往往是自私的，因此解决信息不对称的有效途径是相互信任。信任可以显著降低交易成本，并为整个社会带来收益。

第三节　重视人文素养，强化社会效益

在"互联网＋"形势下，各行业纷纷得以创造新的经济模式，给社会带来了巨大的效益。"互联网＋农村"促使农业生产现代化和信息化，使农产品"走出去"，提高农民生活水平，缩小城乡差距，有利于实现全面建成小康社会；"互联网＋政务"创新了政府执政方式和服务方式，在提高工作效率的同时带给了人民极大的便利，公众行使政治权利的渠道得以畅通，有利于更好地实现为人民服务的宗旨……这些由于互联网技术发展和运用而创造的社会效益并未被各企业所内化，而是真正实现便利人民、造福社会。

在互联网时代下，社会生产效率和社会福利得以提高，但与此同时，一些人文关怀的缺失和社会道德的下降也成为这个时代的突出问题。网贷平台的建立为投资者提供了新的便捷之地，但平台公司卷钱跑路、不法分子利用虚假身份信息骗取钱财的现象也屡见不鲜；电商平台便利了人们的消费购物，使人们足不出户也可获取商品，但打着各种旗号销售赝品和伪劣产品的商家也层出不穷。这些现象的出现需要政府监管部门加以抵制和严肃处理，但也从一定程度上反映出了社会中为追求经济利益而违背社会道德的现象。老朋友聚会都在低头刷手机、为努力工作加班而忽视了对家人的陪伴、网络聊天甚欢但见面时的相顾无言，等等，人文关怀的缺失在这个经济和科技飞速发展的时代的衬托下愈为严重。

从人类发展史的角度来看，道德一直是调节经济活动与社会关系的重要力量。厉以宁（2010）认为，道德力量在市场调节和政府调节失灵的地方起着不可替代的作用。互联网经济的基本道德规范并不完善，缺乏诚信和缺乏网络道德等因素严重影响了对消费者权益的保护。政府应建立一个以保护消费者权益为核心，以"诚信、守法、平等、自律"为基本道德规范、以互联网经济文明与传统道德文明统一建设为重点的互联网道德体系，实现互联网经济资本与道德资本的统一。

党的工作必须建立在以最广大人民群众的根本利益为出发点和落脚点的基础上。首先，政府也应该以最广大人民的根本利益为出发点，维护互联网经济市场的道德体系。也就是说，政府应该以保护消费者权益为核心，这是中国特色社会主义道德建设的本质要求。其次，政府必须加快建立有效的互联网行业道德规

范，提高互联网行业参与者的道德意识，营造良好的市场氛围。互联网行业参与主体的诚信是市场良性运行的前提条件和必要保障，且其运作范围应在国家法律和社会道德标准的范围内，自觉维护市场稳定。最后，在政府加强创新文化的渲染的同时，也应加强对优秀传统道德文化的继承和发扬，坚持现代经济发展观，同等重视效率和公平，积极营造互联网时代的道德文明新格局。一方面管理市场的发展，另一方面管理道德资本，可以有效促进互联网经济文明与传统道德文明的融合。

现代互联网金融活动不同于基于熟人信任关系的传统交易模式。政府应充分考虑互联网交易"虚拟化和信息化"的特征，在传统社会伦理的基础上，逐步建立以诚信、高效为核心的现代网络文化。建立和完善社会信用体系也是政府部门的首要任务。政府可以利用自身优势，全面综合运用法律、宣传和舆论监督等手段，建立网络社会信用激励和纪律制度。同时，政府应充分利用互联网大数据分析和挖掘技术，建立覆盖面广的统一系统，以限制和规范互联网经济参与者的行为。

行业协会等组织也应被政府积极调动起来。中国人民银行、工业和信息化部等十部委发布的《关于促进互联网金融健康发展的指导意见》明确指出，要"充分发挥行业自律机制在规范从业机构市场行为和保护行业合法权益等方面的积极作用"①。完善行业自律机制，增强互联网企业服务社会、服务大众的积极形象，对于完善行业规则和增强道德约束力具有重要意义。政府必须完善行业自律管理机制，将其作为互联网行业发展的基础工作，坚持公开、公正和责任原则，建立各级互联网行业协会，加强企业与公众的沟通，使其受到公众的监督和评价。

"互联网＋"时代缺乏各类人文情怀令人担忧，其实质是网络道德环境的恶化。政府必须建立以社会主义核心价值观为指导、以传统伦理为基础的网络道德原则，继承传统道德文化理念，如礼法、诚信等，结合中国互联网发展的特点，建立现代化网络伦理。同时，加强网络环境中的道德教育，实现家庭、学校和社会"三位一体"的道德教育体系的建设，这也是政府迫切需要采取的行动之一。通过线上和线下相结合的方式倡导道德规范，并促进基本道德教育体系的建设，同时，该体系也是道德规范发挥价值的基础。

社会的核心价值观应成为网络社交软件领域中的思想主导。政府应培育人们的主流价值情感，激发公众的情绪共振和情感共鸣，增强主流价值观的渗透力。

① 《人民银行等十部门发布〈关于促进互联网金融健康发展的指导意见〉》，中国政府网，http://www.gov.cn/xinwen/2015-07/18/content_2899360.htm。

办好在线道德讲堂，传诵中国好故事，宣传中华优秀传统道德也是政府可以为之努力的方向。公共网络媒体由政府创立和维护，具有权威性、人民性和公开性，政府可借助网络媒体的力量以发挥道德警示和方法指导的功能，培育真、善、纯、美的公共文化，涵养人们的心灵。

参 考 文 献

[1] 包希璐：《南京滴滴打车满意度研究——基于顾客感知价值》，载于《管理观察》2015 年第 18 期。

[2] 鲍俊龙：《浅谈"交叉补贴"》，载于《时代金融》2013 年第 36 期。

[3] 毕倩倩：《"互联网＋"为报警行业添活力》，载于《中国安防》2015 年第 12 期。

[4] 卜敏现：《美丽乡村建设下"互联网＋农村电商发展模式"研究》，载于《时代金融》2017 年第 8 期。

[5] 蔡潇彬：《诺斯的制度变迁理论研究》，载于《东南学术》2016 年第 1 期。

[6] 蔡姿云：《可汗学院教学模式特点及启示》，载于《软件导刊》2014 年第 13 卷第 5 期。

[7] 曹海涛：《从监管到治理》，武汉大学博士学位论文，2013 年。

[8] 常青：《学而思教育：快慢相对论》，载于《商务周刊》2010 年第 23 期。

[9] 陈程：《美国可汗学院的运作方式与影响研究》，载于《四川文理学院学报》2018 年第 28 卷第 1 期。

[10] 陈程：《美国可汗学院多元学习方式及思考》，载于《现代中小学教育》2017 年第 33 卷第 11 期。

[11] 陈芳、张萍、李丹：《基于云计算的医疗信息共享平台的设计》，载于《信息技术》2019 年第 2 期。

[12] 陈放、罗晓梅：《互联网＋金融：产业融合的模式、困境与政策建议》，载于《上海行政学院学报》2016 年第 17 卷第 3 期。

[13] 陈冠仲、黄夏琼、汪秉晶：《"互联网＋农村"经济新模式初探——以宁波市为例》，载于《宁波教育学院学报》2017 年第 19 卷第 4 期。

[14] 陈国菅：《分析云计算环境下数据安全与隐私保护》，载于《网络安全技术与应用》2019 年第 2 期。

[15] 陈丽：《"互联网＋教育"的创新本质与变革趋势》，载于《远程教育杂志》2016 年第 34 卷第 4 期。

［16］陈丽丽：《"互联网＋"在智慧农村建设中的应用探析》，载于《科技视界》2017年第12期。

［17］陈露：《O2O电子商务模式SWOT分析——以滴滴打车为例》，载于《现代商业》2015年第7期。

［18］陈婷：《"互联网＋教育"背景下智慧课堂教学模式设计与应用研究》，江苏师范大学硕士学位论文，2017年。

［19］陈岩、郭轶斌、何倩、杜鉴、王志勇、吴聘：《我国医院预约挂号的发展现状》，载于《解放军医院管理杂志》2017年第24卷第11期。

［20］陈彦仓：《"互联网＋政务服务"提升政府服务能力研究》，载于《前沿》2017年第11期。

［21］陈耀华、陈琳：《互联网＋教育智慧路向研究》，载于《中国电化教育》2016年第9期。

［22］陈佑成、郭东强：《基于多案例分析的中国O2O商业模式研究》，载于《宏观经济研究》2015年第4期。

［23］陈越峰：《"互联网＋"的规制结构——以"网约车"规制为例》，载于《法学家》2017年第1期。

［24］崔迅、张瑜：《顾客需求多样化特点分析》，载于《中国海洋大学学报（社会科学版）》2006年第2期。

［25］道格拉斯·诺思：《经济史中的结构与变迁》，上海人民出版社1994年版。

［26］道格拉斯·诺思：《理解经济变迁过程》，中国人民大学出版社2008年版。

［27］道格拉斯·诺思：《制度变迁理论纲要》，载于《改革》1995年第3期。

［28］道格拉斯·诺思：《制度、制度变迁与经济绩效》，上海三联书店1994年版。

［29］邓萍峰：《价值共创视角下滴滴出行商业模式演进案例研究》，湖南大学硕士学位论文，2018年。

［30］邓薇：《2015，移动互联网开启新租房时代》，载于《互联网经济》2015年第3期。

［31］丁叶：《"互联网＋"视野下的志愿服务平台研究》，南京大学硕士学位论文，2017年。

［32］丁艺：《"互联网＋政务服务"发展现状及趋势》，载于《中国建设信息化》2017年第21期。

［33］董岳、王翔、周冰莲、张冬：《互联网＋时代商业模式创新的演变过

程研究》，载于《中国科技论坛》2017年第2期。

[34] 杜永红：《"互联网+"农村社会治理创新发展对策》，载于《江苏农业科学》2017年第45卷第8期。

[35] 段银弟：《中国金融制度变迁的路径分析》，华中科技大学博士学位论文，2004年。

[36] 方圆媛：《翻转课堂在线支持环境研究——以可汗学院在线平台为例》，载于《远程教育杂志》2014年第32卷第6期。

[37] 费军、贾慧真、王荣荣：《国家治理现代化背景下"互联网+政务"思维与路径策略性研究》，载于《电子政务》2016年第8期。

[38] 冯务中：《制度有效性理论论纲》，载于《理论与改革》2005年第5期。

[39] 高崇：《美团网网络营销策略研究》，吉林大学硕士学位论文，2016年。

[40] 高国伟、郭琪：《大数据环境下"智慧农村"治理机制研究》，载于《电子政务》2018年第12期。

[41] 高红冰、张瑞东：《互联网+农村：从"淘宝村"到新城镇》，载于《博鳌观察》2015年第3期。

[42] 顾东晓、李培培、杨雪洁：《网络在线预约挂号系统用户的爽约行为研究》，载于《情报科学》2017年第35卷第6期。

[43] 郭辰希：《滴滴打车营销模式分析》，载于《中外企业家》2015年第25期。

[44] 郭海凤、陈霄：《P2P网贷平台综合竞争力评价研究》，载于《金融论坛》2015年第20卷第2期。

[45] 郭婧、李小龙：《"互联网+教育"管理模式的应用研究》，载于《南京理工大学学报》（社会科学版）2018年第31卷第5期。

[46] 郭松明：《如何运用互联网+助力智慧农村信息服务行动》，载于《农村经济与科技》2018年第29卷第12期。

[47] 哈罗德·德姆塞茨：《关于产权的理论》，载于《美国经济评论》1967年第57卷。

[48] 哈耶克：《致命的自负》，中国社会科学出版社2000年版。

[49] 韩旭：《"互联网+"农业组织模式及运行机制研究》，中国农业大学博士学位论文，2017年。

[50] 郝行军：《物联网大数据存储与管理技术研究》，中国科学技术大学博士学位论文，2017年。

[51] 何迪：《"互联网+"在现代农业中的运用及发展研究》，吉林大学硕士学位论文，2017年。

[52] 何洪峰、张穗强：《企业落实网络安全责任思考与实践》，载于《广东公安科技》2018 年第 26 卷第 2 期。

[53] 何师元：《"互联网＋金融"新业态与实体经济发展的关联度》，载于《改革》2015 年第 7 期。

[54] 何世忠、张渝江：《再谈"可汗学院"》，载于《中小学信息技术教育》2014 年第 2 期。

[55] 何一鸣、罗必良：《制度变迁理论及其在中国的修正》，载于《当代财经》2012 年第 3 期。

[56] 何正华：《基于新制度经济学视角的"互联网＋"本质探究》，载于《电子政务》2016 年第 9 期。

[57] 后向东：《"互联网＋政务"：内涵、形势与任务》，载于《中国行政管理》2016 年第 6 期。

[58] 胡百精、李由君：《互联网与信任重构》，载于《当代传播》2015 年第 4 期。

[59] 胡乐乐：《论"互联网＋"给我国教育带来的机遇和挑战》，载于《现代教育技术》2015 年第 12 期。

[60] 胡旺：《"互联网＋"教育背景下智慧学习生态环境构建研究》，江苏师范大学硕士学位论文，2017 年。

[61] 黄璜：《互联网＋、国家治理与公共政策》，载于《电子政务》2015 年第 7 期。

[62] 黄少安：《制度经济学实质上都是关于产权的经济学》，载于《经济纵横》2010 年第 9 期。

[63] 黄之珏：《发展"互联网＋农业"，推动智慧农业、智慧农村建设》，载于《经济论坛》2016 年第 1 期。

[64] 黄志雄、刘碧琦：《英国互联网监管：模式、经验与启示》，载于《广西社会科学》2016 年第 3 期。

[65] 季新华：《专家门诊实名制预约挂号失约率分析》，载于《解放军医管理杂志》2009 年第 12 期。

[66] 贾丽平：《比特币的理论、实践与影响》，载于《国际金融研究》2013 年第 12 期。

[67] 贾娜：《产权理论研究综述》，载于《法制与社会》2010 年第 21 期。

[68] 贾晓薇：《新制度经济学与新古典经济学的比较分析》，载于《山东社会科学》2005 年第 6 期。

[69] 姜熳、严正仲、陈功、陈平：《医院预约挂号平台的集成设计与实现》，

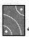

载于《中国卫生信息管理杂志》2018 年第 15 卷第 6 期。

[70] 姜奇平：《互联网与信任建设》，载于《互联网周刊》2017 年第 6 期。

[71] 姜贤飞、谢娟：《门诊预约挂号难点与对策分析》，载于《中国循证医学杂志》2011 年第 11 卷第 2 期。

[72] 解学梅、刘丝雨：《协同创新模式对协同效应与创新绩效的影响机理》，载于《管理科学》2015 年第 28 卷第 2 期。

[73] 金永生：《把握“互联网＋”的本质与增长模式》，载于《理论导报》2015 年第 9 期。

[74] 靳涛：《诺斯的成就与困惑——新制度经济史学制度变迁理论的绩效与问题》，载于《郑州大学学报（哲学社会科学版）》2003 年第 3 期。

[75] 靳涛、石玉洁、蒋凯：《制度有效性测度解析——基于制度经济学的视角》，载于《桂海论丛》2012 年第 28 卷第 4 期。

[76] 康建英、陆余妹：《河北省经济增长中物质资本与人力资本的作用核算》，载于《河北大学学报（哲学社会科学版）》2005 年第 2 期。

[77] 孔栋、左美云、孙凯：《O2O 模式分类体系构建的多案例研究》，载于《管理学报》2015 年第 12 卷第 11 期。

[78] 蓝海涛、周振：《我国“互联网＋农村经济”发展现状与政策建议》，载于《宏观经济管理》2018 年第 7 期。

[79] 雷舰：《我国 P2P 网贷行业发展现状、问题及监管对策》，载于《国际金融》2014 年第 8 期。

[80] 雷祎、赵云龙、李葆华、段杰：《北京市 42 所医院门诊预约挂号现状调查》，载于《中国医院管理》2015 年第 35 卷第 7 期。

[81] 李炳炎：《新制度经济学的本质及其对中国经济改革的影响评析》，中国人民大学出版社 2008 年版。

[82] 李冬新、栾洁：《滴滴打车的营销策略与发展对策研究》，载于《青岛科技大学学报（社会科学版)》2015 年第 31 卷第 1 期。

[83] 李海舰、田跃新、李文杰：《互联网思维与传统企业再造》，载于《中国工业经济》2014 年第 10 期。

[84] 李红、蔡春玲：《基于“互联网＋政务服务”的信息资源整合及运行机制研究》，载于《办公自动化》2018 年第 23 卷第 23 期。

[85] 李娟：《基于大数据思维的社会治理效率研究》，河北师范大学硕士学位论文，2017 年。

[86] 李麟：《“互联网＋金融”构建共享经济模式》，载于《中国银行业》2016 年第 1 期。

[87] 李凌：《平台经济发展与政府管制模式变革》，载于《经济学家》2015年第7期。

[88] 李伦：《作为互联网精神的自由、开放和共享——兼谈技术文化价值的生成》，载于《湖南文理学院学报（社会科学版）》2006年第3期。

[89] 李倩、蔡志钊、陈雅琼、罗东平、刘乐乐：《浅析互联网租房平台的发展前景》，载于《现代商业》2017年第8期。

[90] 李思思：《"互联网＋"背景下政府公共服务创新模式》，载于《中国管理信息化》2017年第20卷第22期。

[91] 李先军：《智慧农村：新时期中国农村发展的重要战略选择》，载于《经济问题探索》2017年第6期。

[92] 李小宇：《中国互联网内容监管机制研究》，武汉大学博士学位论文，2014年。

[93] 李晓华：《"互联网＋"改造传统产业的理论基础》，载于《经济纵横》2016年第3期。

[94] 李鑫：《金融监管与中国P2P网贷的发展及异化》，载于《财经科学》2016年第5期。

[95] 李雄：《农村经济"互联网＋"发展模式探究》，载于《武汉商学院学报》2017年第31卷第6期。

[96] 李学龙、龚海刚：《大数据系统综述》，载于《中国科学：信息科学》2015年第45卷第1期。

[97] 李媛：《大数据时代个人信息保护研究》，西南政法大学博士学位论文，2016年。

[98] 李月军：《反思与进展：新制度主义政治学的制度变迁理论》，载于《公共管理学报》2008年第3期。

[99] 李月凝：《"互联网＋"时代我国出租车行业政府规制研究》，四川省社会科学院硕士学位论文，2017年。

[100] 李云新、吕明煜：《"互联网＋政务服务"平台建设的特征、动因与绩效：一个多案例分析》，载于《电子政务》2017年第5期。

[101] 李允尧、刘海运、黄少坚：《平台经济理论研究动态》，载于《经济学动态》2013年第7期。

[102] 厉以宁：《超越市场与超越政府》，经济科学出版社2010年版。

[103] 梁本波：《"互联网＋"背景下共享金融的发展路径与监管研究》，载于《中国商论》2017年第28期。

[104] 梁乐明、曹俏俏、张宝辉：《微课程设计模式研究——基于国内外微

课程的对比分析》，载于《开放教育研究》2013 年第 19 卷第 1 期。

[105] 梁亮意：《"互联网＋"时代下共享经济的发展现状及前景分析》，载于《中国集体经济》2019 年第 3 期。

[106] 梁乙凯：《电子政务云服务采纳、吸收及其价值影响机制研究》，山东大学博士学位论文，2017 年。

[107] 林波：《基于"互联网＋房地产"背景下的房地产营销策略研究》，载于《时代金融》2017 年第 6 期。

[108] 林岗：《诺斯与马克思：关于制度变迁道路理论的阐释》，载于《中国社会科学》2001 年第 1 期。

[109] 林小驰、胡叶倩雯：《关于区块链技术的研究综述》，载于《金融市场研究》2016 年第 2 期。

[110] 林毅夫：《关于制度变迁的经济学理论》，上海三联书店 1994 年版。

[111] 林毅夫：《制度与经济发展》，北京大学出版社 2001 年版。

[112] 刘长青：《房地产和互联网如何碰撞》，载于《城市开发》2014 年第 18 期。

[113] 刘峰、李振叶、张洁、胡俊：《一体化挂号平台的研究与设计》，载于《电子技术与软件工程》2018 年第 24 期。

[114] 刘根梅：《制度变迁理论比较研究》，载于《合作经济与科技》2016 年第 7 期。

[115] 刘和旺：《诺思制度变迁的路径依赖理论新发展》，载于《经济评论》2006 年第 2 期。

[116] 刘佳奇：《黑龙江省推进"互联网＋政务服务"对策研究》，哈尔滨商业大学硕士学位论文，2017 年。

[117] 刘佳祎：《云计算与大数据环境下的信息安全技术》，载于《电子技术与软件工程》2019 年第 2 期。

[118] 刘森：《云计算技术的价值创造及作用机理研究》，浙江大学博士学位论文，2014 年。

[119] 刘涛：《"互联网＋政务服务"政府治理创新研究》，载于《合作经济与科技》2018 年第 4 期。

[120] 刘文革、刘婷婷：《以诺斯为代表的制度变迁理论评析》，载于《学术交流》2007 年第 3 期。

[121] 刘小怡：《马克思主义和新制度主义制度变迁理论的比较与综合》，载于《南京师大学报》（社会科学版）2007 年第 1 期。

[122] 刘轶：《可汗学院的教学特点及其启示》，载于《才智》2016 年第

20 期。

[123] 刘勇、田杰、余子鹏：《诺斯制度变迁理论的变迁分析》，载于《理论月刊》2012 年第 12 期。

[124] 刘宇洋：《"新东方"和"学而思"的中小学业务发展模式探究》，载于《中外企业家》2015 年第 11 期。

[125] 刘月：《"互联网＋政务服务"发展策略的研究》，吉林财经大学硕士学位论文，2017 年。

[126] 刘中秋：《基于云计算的云数据管理技术》，载于《电子技术与软件工程》2019 年第 2 期。

[127] 刘宗沅：《关于共享经济发展现状的研究文献综述》，载于《时代金融》2017 年第 32 期。

[128] 龙健：《政府基础信息资源跨部门共享机制研究》，北京大学博士学位论文，2013 年。

[129] 卢彩萍：《"互联网＋金融"发展模式探析》，载于《时代金融》2017 年第 11 期。

[130] 卢珂、周晶、林小围：《网约车平台研究综述》，载于《管理现代化》2017 年第 37 卷第 5 期。

[131] 卢现祥：《共享经济：交易成本最小化、制度变革与制度供给》，载于《社会科学战线》2016 年第 9 期。

[132] 罗含：《诺斯制度变迁思想中的意识形态理论》，河南大学硕士学位论文，2016 年。

[133] 罗珉、李亮宇：《互联网时代的商业模式创新：价值创造视角》，载于《中国工业经济》2015 年第 1 期。

[134] 罗纳德·科斯、道格拉斯·诺思：《财产权利与制度变迁》，上海人民出版社 1991 年版。

[135] 罗纳德·科斯：《论生产的制度结构》，上海三联书店 1994 年版。

[136] 罗纳德·科斯：《新制度经济学》，上海三联书店 1994 年版。

[137] 马广奇、陈静：《基于互联网的共享经济：理念、实践与出路》，载于《电子政务》2017 年第 3 期。

[138] 马广奇：《制度变迁理论：评述与启示》，载于《生产力研究》2005 年第 7 期。

[139] 马亮：《中国农村的"互联网＋政务服务"：现状、问题与前景》，载于《电子政务》2018 年第 5 期。

[140] 马明山、乔丹丹、汪向征：《公众视野中的可汗学院课程评价及其启

示》，载于《中国电化教育》2014年第1期。

[141] 马明山、乔丹丹、汪向征：《公众视野中的可汗学院课程评价及其启示》，载于《中国电化教育》2014年第1期。

[142] 马英才：《呼唤社会共治的互联网责任治理体系》，载于《互联网经济》2017年第8期。

[143] 迈克尔·J. 凯维斯：《让云落地》，电子工业出版社2016年版。

[144] 诺斯、托马斯：《西方世界的兴起》，华夏出版社2009年版。

[145] 聂俊：《互联网建设和管理中的政府责任问题研究》，华中师范大学硕士学位论文，2008年。

[146] 宁家骏：《"互联网+"行动计划的实施背景、内涵及主要内容》，载于《电子政务》2015年第6期。

[147] 农夫：《"互联网+"助推新农村建设》，载于《绿色中国》2016年第4期。

[148] 欧阳日辉：《从"+互联网"到"互联网+"——技术革命如何孕育新型经济社会形态》，载于《人民论坛·学术前沿》2015年第10期。

[149] 欧阳日辉、徐光东：《新制度经济学：发展历程、方法论和研究纲领》，载于《南开经济研究》2004年第6期。

[150] 钱美琴、储新民：《我国"互联网+农村"发展现状与策略》，载于《安徽行政学院学报》2017年第8卷第3期。

[151] 钱晓舒：《基于"互联网+农业"构建我国农村电子商务发展的新模式》，载于《电子商务》2018年第8期。

[152] 秦虹、张武升：《"互联网+教育"的本质特点与发展趋向》，载于《教育研究》2016年第37卷第6期。

[153] 邱国栋、王易：《"数据—智慧"决策模型：基于大数据的理论构建研究》，载于《中国软科学》2018年第12期。

[154] 荣朝和、王学成：《厘清网约车性质，推进出租车监管改革》，载于《综合运输》2016年第38卷第1期。

[155] 尚俊杰：《可汗学院和翻转课堂究竟有什么价值》，载于《中国信息技术教育》2015年第22期。

[156] 邵素军：《透视"供给侧改革"反思"互联网+"》，载于《商场现代化》2015年第26期。

[157] 沈满洪、张兵兵：《交易费用理论综述》，载于《浙江大学学报（人文社会科学版）》2013年第43卷第2期。

[158] 盛洪：《现代制度经济学》，北京大学出版社2001年版。

[159] 时静：《"互联网＋政务"视角下基层政府电子政务建设存在的问题及对策分析》，载于《中国管理信息化》2018 年第 21 卷第 24 期。

[160] 史健勇：《优化产业结构的新经济形态——平台经济的微观运营机制研究》，载于《上海经济研究》2013 年第 25 卷第 8 期。

[161] 史晋川、沈国兵：《论制度变迁理论与制度变迁方式划分标准》，载于《经济学家》2002 年第 1 期。

[162] 宋小红：《网络道德失范及其治理路径探析》，载于《中国特色社会主义研究》2019 年第 1 期。

[163] 宋雨欣：《医院预约挂号平台的设计与实现》，郑州大学硕士学位论文，2016 年。

[164] 孙敬水、董亚娟：《物质资本与人力资本对我国经济增长影响的实证研究》，载于《中国数量经济学会 2006 年会论文集》。

[165] 孙靓：《浅析可汗学院教学》，载于《大众文艺》2017 年第 22 期。

[166] 孙圣民：《制度变迁理论的比较与综合——新制度经济学与马克思主义经济学的视角》，载于《中南财经政法大学学报》2006 年第 3 期。

[167] 孙绪娜：《新制度经济学理论概述》，载于《资料通讯》2007 年第 7、8 期。

[168] 唐成林：《产业集群"零边际成本"趋势及其发展策略探析——基于"互联网＋"背景》，载于《中国商论》2017 年第 6 期。

[169] 唐红英：《互联网＋背景下房地产企业如何实现转型升级》，载于《企业改革与管理》2016 年第 14 期。

[170] 陶一桃：《"消费者剩余"与社会经济福利感》，载于《学术研究》2006 年第 4 期。

[171] 青木昌彦：《比较制度分析》，上海远东出版社 2004 年版。

[172] 仝中燕：《"互联网＋"时代房地产入口在哪里?》，载于《城市开发》2015 年第 10 期。

[173] 王斌：《基于互联网的共享经济模式探讨》，载于《纳税》2017 年第 35 期。

[174] 王国华、骆毅：《论"互联网＋"下的社会治理转型》，载于《人民论坛·学术前沿》2015 年第 10 期。

[175] 王静：《中国网约车新政的变革方向》，载于《行政法学研究》2018 年第 4 期。

[176] 王乐：《数据流模式挖掘算法及应用研究》，大连理工大学博士学位论文，2013 年。

[177] 王丽：《"互联网＋"下共享经济在我国的发展现状》，载于《现代经济信息》2017 年第 23 期。

[178] 王明国：《全球互联网治理的模式变迁、制度逻辑与重构路径》，载于《世界经济与政治》2015 年第 3 期。

[179] 王乔峰、曹效英、路璐：《"互联网＋教育"模式的发展情况分析》，载于《中国教育信息化》2015 年第 15 期。

[180] 王融：《中国互联网监管的历史发展、特征和重点趋势》，载于《信息安全与通信保密》2017 年第 1 期。

[181] 王守义、陆振豪：《社会资本促进制度演化的研究——从供给侧结构性改革展开》，载于《改革与战略》2017 年第 33 卷第 1 期。

[182] 王硕：《"互联网＋金融"服务"三农"的现状和创新趋势分析》，载于《农村金融研究》2015 年第 11 期。

[183] 王卫华：《互联网经济形势下房地产商业模式研究》，载于《当代经济》2015 年第 20 期。

[184] 王玮、陈蕊：《互联网情境下的信任研究评介及展望》，载于《外国经济与管理》2013 年第 35 卷第 10 期。

[185] 王雯静：《"互联网＋金融"模式下的实体经济发展路径研究》，载于《中国管理信息化》2017 年第 20 卷第 18 期。

[186] 王晓雨、李平、王庭槐：《可汗学院——一个典型的 MOOC》，载于《高校医学教学研究》（电子版）2013 年第 3 卷第 4 期。

[187] 王兴伟、李婕、谭振华、马连博、李福亮、黄敏：《面向"互联网＋"的网络技术发展现状与未来趋势》，载于《计算机研究与发展》2016 年第 53 卷第 4 期。

[188] 王星磊、乔爱玲：《美国可汗学院对我国网络教育的启示——以高校教师网络培训为例》，载于《软件导刊》2013 年第 12 卷第 5 期。

[189] 王依娜：《滴滴打车如何"造血"？——基于虚拟价值链理论的打车软件盈利模式研究》，载于《经济论坛》2015 年第 12 期。

[190] 王在涛：《城市公共自行车系统管理模式分析》，载于《城市发展研究》2013 年第 20 卷第 9 期。

[191] 韦森：《再评诺斯的制度变迁理论》，载于《经济学》（季刊）2009 年第 2 期。

[192] 韦颜秋、黄旭：《互联网＋房地产的契合、模式与展望》，载于《中国房地产》2016 年第 33 期。

[193] 魏延安：《"互联网＋农村"：变革、趋势与建议》，载于《农业网络

信息》2017 年第 7 期。

[194] 吴敬琏：《路径依赖与中国改革——对诺斯教授演讲的评论》，载于《改革》1995 年第 3 期。

[195] 吴恺、苏新宁、邓三鸿：《大数据、云计算与用户行为分析》，载于《数字图书馆论坛》2013 年第 6 期。

[196] 吴南中、黄治虎、曾靓、谢青松、夏海鹰：《大数据视角下"互联网 + 教育"生态观及其建构》，载于《中国电化教育》2018 年第 10 期。

[197] 吴群琪、张羽琦：《我国网约车业态发展中的新问题与规制创新》，载于《西部论坛》2018 年第 28 卷第 1 期。

[198] 吴小同：《大数据环境下隐私保护及其关键技术研究》，南京大学博士学位论文，2017 年。

[199] 吴易风：《产权理论：马克思和科斯的比较》，载于《中国社会科学》2007 年第 2 期。

[200] 武克俭：《"互联网 + 政务"：电子政务发展新模式》，载于《数字通信世界》2018 年第 12 期。

[201] 向明：《互联网 + 房地产营销模式的研究与探讨》，载于《时代金融》2016 年第 3 期。

[202] 谢辉、王健：《区块链技术及其应用研究》，载于《信息网络安全》2016 年第 9 期。

[203] 谢敏：《"互联网 + 教育"背景下的教学智慧研究》，吉林大学硕士学位论文，2016 年。

[204] 徐长安：《建设智慧农村》，载于《中国建设信息》2014 年第 15 期。

[205] 徐芳兰、张丹平：《互联网时代下共享经济价值创造路径及优化研究》，载于《技术经济与管理研究》2018 年第 10 期。

[206] 徐汉明：《我国网络法治的经验与启示》，载于《中国法学》2018 年第 3 期。

[207] 杨东：《互联网金融的法律规制——基于信息工具的视角》，载于《中国社会科学》2015 年第 4 期。

[208] 杨建利、邢娇阳：《"互联网 +"与农业深度融合研究》，载于《中国农业资源与区划》2016 年第 37 卷第 8 期。

[209] 杨立华、申鹏云：《制度变迁的回退效应和防退机制：一个环境领域的跨案例分析》，载于《公共行政评论》2015 年第 8 卷第 1 期。

[210] 杨其静：《合同与企业理论前沿综述》，载于《经济研究》2002 年第 1 期。

[211] 杨瑞龙：《我国制度变迁方式转换的三阶段论》，载于《经济研究》1998 年第 1 期。

[212] 杨小凯：《企业理论的新发展》，载于《经济研究》1994 年第 7 期。

[213] 杨晓晨、张明：《比特币：运行原理、典型特征与前景展望》，载于《金融评论》2014 年第 6 卷第 1 期。

[214] 杨兴寿：《电子商务环境下的信用和信任机制研究》，对外经济贸易大学博士学位论文，2016 年。

[215] 杨雅芬：《电子政务知识体系框架研究》，载于《中国图书馆学报》2015 年第 41 卷第 2 期。

[216] 叶鑫、董路安、宋禹：《基于大数据与知识的"互联网+政务服务"云平台的构建与服务策略研究》，载于《情报杂志》2018 年第 37 卷第 2 期。

[217] 尹国伟、吴赟：《"互联网+"推动农村治理能力现代化》，载于《农业网络信息》2017 年第 7 期。

[218] 游国斌、徐贵登、游天嘉：《"互联网+"背景下农村电商发展探析》，载于《绥化学院学报》2018 年第 38 卷第 9 期。

[219] 袁勇、王飞跃：《区块链技术发展现状与展望》，载于《自动化学报》2016 年第 42 卷第 4 期。

[220] 约翰·坎贝尔：《制度变迁与全球化》，上海人民出版社 2010 年版。

[221] 岳武、彭文戈：《马克思与诺斯的制度变迁理论比较研究》，载于《长春理工大学学报（社会科学版）》2017 年第 30 卷第 1 期。

[222] 翟云：《"互联网+政务服务"推动政府治理现代化的内在逻辑和演化路径》，载于《电子政务》2017 年第 12 期。

[223] 翟云：《"互联网+政务"：现实挑战、思维变革及推进路径》，载于《行政管理改革》2016 年第 3 期。

[224] 翟云：《基于"互联网+政务服务"情境的数据共享与业务协同》，载于《中国行政管理》2017 年第 10 期。

[225] 翟云：《重塑政府治理模式：以"互联网+政务服务"为中心》，载于《国家行政学院学报》2018 年第 6 期。

[226] 张爱萍、林晓言、陈小君：《网约车颠覆性创新的理论与实证：以滴滴出行为例》，载于《广东财经大学学报》2017 年第 32 卷第 2 期。

[227] 张超：《我国 P2P 网贷商业模式分析》，浙江大学硕士学位论文，2017 年。

[228] 张承伟：《面向电子政务的政务过程再造研究》，大连理工大学博士学位论文，2010 年。

[229] 张会平、胡树欣：《"互联网＋政务服务"跨部门数据共享的推进策略研究》，载于《情报杂志》2018年第37卷第12期。

[230] 张凯彦：《O2O视角下滴滴出行商业模式分析》，载于《中国战略新兴产业》2018年第40期。

[231] 张兰廷：《大数据的社会价值与战略选择》，中共中央党校博士学位论文，2014年。

[232] 张磊：《医院预约挂号系统设计与应用探究》，载于《中国信息化》2018年第12期。

[233] 张茂聪、秦楠：《互联网＋教育：内涵、问题与模式建构》，载于《当代教育与文化》2016年第8卷第3期。

[234] 张孟枭、张楠：《让智慧向农村"进军"》，载于《智慧中国》2016年第5期。

[235] 张明新、刘伟：《互联网的政治性使用与我国公众的政治信任——一项经验性研究》，载于《公共管理学报》2014年第11卷第1期。

[236] 张琪：《浅析互联网环境下的共享经济模式》，载于《全国流通经济》2017年第30期。

[237] 张绍荣、代金平、张晓歌：《习近平的网络安全治理观》，载于《重庆邮电大学学报》（社会科学版）2017年第29卷第5期。

[238] 张万军：《基于大数据的个人信用风险评估模型研究》，对外经济贸易大学博士学位论文，2016年。

[239] 张五常：《佃农理论》，商务印书馆2000年版。

[240] 张五常：《新制度经济学的来龙去脉》，载于《交大法学》2015年第3期。

[241] 张五常：《新制度经济学的现状及其发展趋势》，载于《当代财经》2008年第7期。

[242] 张小舟：《美团网发展战略研究》，山东大学硕士学位论文，2013年。

[243] 张孝荣、俞点：《共享经济在我国发展的趋势研究》，载于《新疆师范大学学报》（哲学社会科学版）2018年第39卷第2期。

[244] 张星玥：《移动电子商务模式下打车软件的发展战略探究——以滴滴打车为例》，载于《中小企业管理与科技（下旬刊）》2015年第6期。

[245] 张彦通、张妍：《"互联网＋教育"的本质与内涵》，载于《国家教育行政学院学报》2018年第1期。

[246] 张伊雪：《大数据时代个人数据安全监管法律问题研究》，四川省社会科学院硕士学位论文，2017年。

[247] 张永：《互联网房地产的发展模式研究分析》，载于《上海房地》2014年第10期。

[248] 张昱、刘学敏、张红：《中国城市公共自行车系统：现状、问题和对策》，载于《中国发展》2013年第13卷第5期。

[249] 章文涛：《大数据时代地方政府治理能力提升研究》，安徽大学硕士学位论文，2017年。

[250] 赵振：《"互联网+"跨界经营：创造性破坏视角》，载于《中国工业经济》2015年第10期。

[251] 赵志芳：《村淘加速扩张，阿里欲打造智慧农村》，载于《智慧中国》2015年第3期。

[252] 郑九兵：《城市公共自行车系统的新制度经济学分析》，深圳大学硕士学位论文，2017年。

[253] 郑联盛：《共享经济：本质、机制、模式与风险》，载于《国际经济评论》2017年第6期。

[254] 郑志来：《"互联网+"背景下共享金融发展路径与监管研究》，载于《当代经济管理》2016年第38卷第8期。

[255] 钟殿舟：《互联网思维》，企业管理出版社2014年版。

[256] 周广竹：《城乡一体化背景下"智慧农村"建设》，载于《人民论坛》2015年第32期。

[257] 周广竹：《城乡一体化背景下"智慧农村"建设》，载于《智慧中国》2016年第6期。

[258] 周丽丽：《我国P2P网贷平台发展研究》，安徽大学硕士学位论文，2017年。

[259] 周民、贾一苇：《推进"互联网+政务服务"，创新政府服务与管理模式》，载于《电子政务》2016年第6期。

[260] 周其仁：《产权与制度变迁——中国改革的经验研究》，社会科学文献出版社2002年版。

[261] 周生辉、张永强：《演化视角的"无桩"共享单车商业模式——以ofo和mobike为例》，载于《信息系统工程》2017年第12期。

[262] 周诗蜜、张华明：《滴滴打车软件顾客满意度评价研究》，载于《信息系统工程》2016年第8期。

[263] 周文辉、邓伟、陈凌子：《基于滴滴出行的平台企业数据赋能促进价值共创过程研究》，载于《管理学报》2018年第15卷第8期。

[264] 周小亮：《马克思与诺斯制度变迁理论的差异及其对我国改革的启

示》，载于《东南学术》1998 年第 4 期。

［265］周雪：《大数据时代政府治理面临的机遇与挑战》，长春工业大学硕士学位论文，2017 年。

［266］朱劲松：《互联网＋医疗模式：内涵与系统架构》，载于《中国医院管理》2016 年第 36 卷第 1 期。

［267］朱丽平：《P2P 网贷平台转型研究》，安徽大学硕士学位论文，2017 年。

［268］左建龙：《诺斯的理论创新及其评价》，载于《世界经济》1994 年第 1 期。

［269］Ankarloo, Daniel, New Institutional Economics and economic history, Capital & Class, Vol. 26, No. 78, 2002.

［270］Cameron, John, Development economics, the New Institutional Economics and NGOs. Third World Quarterly, Vol. 21, No. 4, 2000.

［271］Cao, Shixiong, Ren, Zhiguang, An equilibrium path for institutional change in China. Time & Society, Vol. 28, No. 1, 2019.

［272］Charry, Geovanny Perdomo, Arias – Pérez, José, Lozada Barahona, Nelson Enrique, Organizational and institutional change analysis: the case of Barcelona activa business incubator. Revista Lasallista de Investigación, Vol. 13, No. 1, 2016.

［273］Dequech, David, The new institutional economics and the theory of behaviour under uncertainty. Journal of Economic Behavior & Organization, Vol. 59, No. 1, 2006.

［274］Dollery, Brian, New Institutional economics and the analysis of the public sector. Policy Studies Review, Vol. 18, No. 1, 2001.

［275］Eleveld, Anja, The Role of Ideas in Policy and Institutional Change: A Comparison of the Open Functional Approach. Constructivism and Discourse Theory, Political Studies, Vol. 64, 2016.

［276］Erlingsson, Gissur Ó., Ödalen, Jörgen, Wångmar, Erik, Understanding large-scale institutional change. Scandinavian Journal of History, Vol. 40, No. 2, 2008.

［277］Greif, A., Cultural Beliefs and the Organization of Society: A Historical and Theoretical Reflection on Collectivist and Individualist Societies. Journal of Political Economy, No. 102, 1994.

［278］Hayek, F. A., The Fatal Conceit: the Errors of Socialism, Chicago: The University of Chicago Press, 1988.

［279］Heydemann, Steven, Institutions and Economic Performance: The Use and Abuse of Culture in New Institutional Economics. Studies in Comparative International Development, Vol. 43, No. 1, 2008.

[280] Knack, Sand Iak, P. J., Building Trust: Public Policy, Interpersonal Trust, and Economic Development. Supreme Court Economic Review, Vol. 10, 2002.

[281] Nee, Victor, Middle – Range Theories of Institutional Change. Sociological Forum, Vol. 33, No. 4, 2018.

[282] Richter, Rudolf, Whither ' New Institutional Economics ', European Business Organization Law Review, Vol. 17, No. 4, 2016.

[283] Tømte, Cathrine Edelhard, MOOCs in teacher education: institutional and pedagogical change. European Journal of Teacher Education, Vol. 42, No. 1, 2019.

[284] Wansleben, Leon, How expectations became governable: institutional change and the performative power of central banks. Theory & Society, Vol. 47, No. 6, 2018.

[285] Warren, M. E., Democracy and Trust. Edited by Georgetown University, Washington DC, 1999.

[286] White, Jonathan, Revisionism as a logic of institutional change, European Law Journal. Vol. 23, No. 5, 2017.

后　记

经历了新千年的互联网泡沫，总觉得互联网是技术性的，就像驾驶技术，什么时候学都不晚。但随着互联网行业的再次兴起，我逐渐意识到，如果不会在互联网上排队，可能连排队的资格都没有了。今天的互联网更像是一种生活礼仪，如果你不掌握它，就可能与生活格格不入，尤其是在北上广深这样的大城市。换句话说，互联网不再单单是种工具，而是一种生活方式。不管喜不喜欢、适不适应，你早已融入。尤其是新冠疫情的暴发，更是加速了这种"融入"，以电商网购、在线服务等为代表的新业态，在我们的抗疫斗争中发挥了重要作用。今年的政府工作报告更是强调，要继续出台支持政策，全面推进"互联网＋"，打造数字经济新优势。

从个人的体验来说，我相信，随着技术的进步，互联网的智能化水平进一步提升，人们甚至不再需要刻意学习，就能轻易地使用它。就像无人驾驶技术的普及，终将使得驾驶技术本身退出"生活必备技能"的序列，那些使用方式复杂的App，也终将退出历史舞台，而不管你究竟是"滴滴""微信"还是"支付宝"。我想，这也是软件不断更新的原因之一。

我对"互联网＋"的研究，是从医疗服务市场开始的。医疗服务市场是个典型的信任品市场，而信任品市场的突出特点是信息不对称。初涉互联网，总觉得互联网能够解决信息不对称问题，进而扭转需求者和支付者所处的不利境地。然而，进一步地研究让我认识到，解决信息不对称问题，并不能解决"看病难""看病贵"同时存在的难题。互联网只有加在服务医生上，才能激活整个市场，进而发挥互联网的放大效应，真正推进我国医药卫生体制改革。由此，我想，"互联网＋"在不同的领域，可能带来不同的制度变迁。于是萌生了写一本书的想法，便有了这本书。

写作这本书让我受益良多。比如，对"独角兽"企业的研究，让我开始思考，为什么一些不盈利的企业被赋予如此高的市值？补贴过后又该如何盈利？困惑中，我开始亲身体验"滴滴"、体验"共享单车"、体验外卖、体验互联网购物；开始与司机聊网约车，与医生聊移动医疗，与学生聊网购、聊外卖，与儿子聊估值、聊市场形势；开始观察路边的等车人，观察外卖小哥间的"交易"，观察快递小哥的送件策略……融入互联网生活后，让我开始认识到，有一股巨大的红利隐藏其间，虽然摸不到，但它就在那里。对于这股红利，我更倾向于称之为"系统收益"；说它"摸不着"，是说这种系统收益难以内化，更确切地说，内化系统收益的条件还不成熟。可能也正是由于这个原因，摩拜单车创始人胡玮炜才会说："如果失败了，就当作公益。"我本人更愿意相信，胡玮炜还是为股东负责的；我也更愿意相信，无数前赴后继的企业家，终将迎来"条件成熟"，实现系统收益的内部化。红利之所以"就在那里"，我们要感谢这些企业家。

在写作的过程中，思维也产生了一些碰撞。比如，杰里米·里夫金在《零边际成本社会》一书中预言，未来"交换价值"将被"共享价值"取代，一个富足的时代终将来临。按照他的观点可知，经济学研究终将发生重大的转变。我对此也深信不疑，但对经济学研究转变的方式有些不同的看法。在我看来，里夫金所说的"富足"，不会改变经济学研究的出发点。富足总是相对的，有富足必然有稀缺。就像"共享单车"的富足，带来的是停放区域的稀缺；信息大爆炸，带来的是人的精力的稀缺；人工智能的普及，带来的是新工作所需劳动力的稀缺……富足与稀缺的转化，既是消灭了旧的稀缺，更是产生了新的稀缺。这正是人类社会进步的趋势，也正是人民日益增长的美好生活需要。因此，"稀缺"仍将是经济学研究的出发点。

更进一步地讲，我所说的"富足与稀缺的转化"，更像是拉杰·帕特尔在《廉价的代价》中所说的"廉价战略"的转变，但我更倾向于从人的角度去探究，试图由"以物为本"的研究范畴向"以人为本"转变。于是，在本书的第三部分，我不仅探讨了富足与稀缺，还探讨了共享与隐私、自由与监管等新的问题。这些新的问题，既是基于对我们面临的日益复杂和不确定的环境的一种思考，也是基于对我们面临的越来越多的个性化劳动和知识投入的新经济模式的一种探究。这些探索和想法还都是初步的，但希望与读者朋友们交流探讨，更希望读者朋友们不吝赐教，帮助我不断更正、完善这些想法。

这本书对我的研究来说，也是一个转折。过去十几年中，我专注于公共政策和卫生事业管理，未来十年，我将更多地关注国家所需、企业家所需，一方面继续深化对卫生事业管理的研究，更加"深入医疗而谈医疗"，继续探究公共卫生体系与医疗服务和医疗保障体系的融合协同机制；另一方面从医疗卫生服务这一典型的信任品出发，"跳出医疗"探究更具普遍性的市场治理之道，为政府层面的市场监管和企业层面的市场竞争提供新的建议，从而为实现自己的梦想，为构建中国特色哲学社会科学做点事情。

这本书的出版，要感谢中央财经大学"中央高校基本科研业务费专项资金资助项目"的资助；感谢责任编辑王娟老师，她为本书的编辑出版花费了大量的时间精力，多次不厌其烦地与我沟通，有她的帮助，这本书才得以顺利出版。

王文娟

2020 年 5 月于北京